由井寅子のホメオパシーガイドブ〔ック〕

ホメオパシーの災害対策

災害を乗り越える36レメディー

由井寅子 著

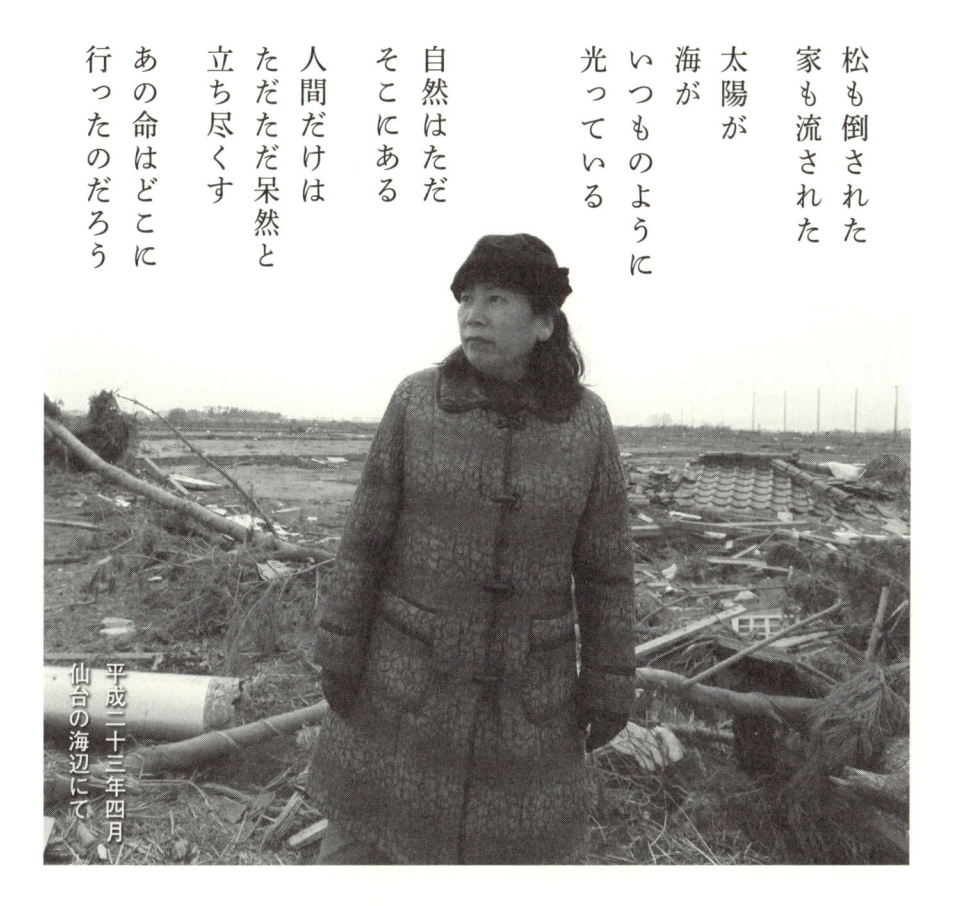

松も倒された
家も流された

太陽が
海が
いつものように
光っている

自然はただ
そこにある

人間だけは
ただただ呆然と
立ち尽くす

あの命はどこに
行ったのだろう

平成二十三年四月
仙台の海辺にて

ホメオパシー出版

目次

レメディー一覧 ……………………………………………………………… 7

まえがき
東日本大震災で日本人に突き付けられたもの ……………………… 10
インナーチャイルド癒しに取り組む ………………………………… 11
福島県民よ、被害者になることなかれ ……………………………… 13
農業のススメ〜種と土地があれば生きていける …………………… 14
苦しみの後には必ず喜びがある ……………………………………… 15

第1章　災害を乗り越える
FUKUSHIMAから世界へのメッセージ ……………………………… 18
災害を乗り越えて知り得たもの ……………………………………… 21
ホームキットで災害に備える ………………………………………… 22
同種の法則 ……………………………………………………………… 23
被災者に対するレメディーの効果 …………………………………… 25
低体温のためのレメディー …………………………………………… 26
死への不安と恐怖に対するレメディー ……………………………… 27
不幸になることへの不安に対するレメディー ……………………… 28
放射線の内部被ばくに対するレメディー …………………………… 29
災害に備えたレメディーと食品 ……………………………………… 31
種と土地を持つことの重要性 ………………………………………… 32
慣行農業の問題点と自然農の作物 …………………………………… 33
安全な作物は種からこだわる ………………………………………… 35
遺伝子組み換え食品の実態 …………………………………………… 36
ホメオパシー発酵植物活性液・アクティブプラント ……………… 37
体と心を鍛えて希望を持つ …………………………………………… 39
大量の放射線にさらされてきた人類 ………………………………… 40
目覚めよ！　日本人 …………………………………………………… 41

生かされている命 …………………………………… 43
今があることに感謝 ………………………………… 44

第2章　マテリア・メディカ

Aconite ……………………………………………… 46
Apis + Suzumebachi + Chadokuga ……………… 48
Arnica ……………………………………………… 51
Arsenicum ………………………………………… 54
Belladonna ………………………………………… 56
Borax ……………………………………………… 58
Calendula ………………………………………… 61
Carbo vegetabilis ………………………………… 63
Causticum ………………………………………… 65
Chamomilla ……………………………………… 67
China ……………………………………………… 70
Cocculus …………………………………………… 72
Coffea ……………………………………………… 74
Colocynth ………………………………………… 75
Digitalis …………………………………………… 78
Euphrasia ………………………………………… 79
Hypericum ………………………………………… 81
Ignatia …………………………………………… 82
Ipecac ……………………………………………… 85
Lachesis + Habu + Crotalus horridus …………… 86
Ledum ……………………………………………… 91
Mercurius sol. …………………………………… 93
Nux moschata …………………………………… 96
Nux vomica ……………………………………… 98
Opium …………………………………………… 100
Pulsatilla ………………………………………… 102

Radio Active + Fukushima + X-ray ……………………… 105
Rhus tox. ………………………………………………………… 110
Ruta ………………………………………………………………… 112
Sepia ……………………………………………………………… 114
Silica ……………………………………………………………… 117
Staphysagria …………………………………………………… 119
Stramonium …………………………………………………… 121
Sulphur …………………………………………………………… 123
Symphytum …………………………………………………… 125
Veratrum album ……………………………………………… 127
PTSDサポートのレメディー ………………………………… 129

第3章　災害時に必要なＺＥＮメソッド

ZENメソッドとは ……………………………………………… 132
症状の奥にあるものを見つめる …………………………… 134
病気の土壌と階層 ……………………………………………… 135
ホームキットを活用したZENメソッドの実際 …………… 137
ミネラル不足という大きな問題 …………………………… 138
虫よけ、虫刺され対策のレメディー ……………………… 139
低体温症対策のレメディー ………………………………… 140
けが・事故などへの応急対応レメディー ………………… 141
眠気に対するレメディー …………………………………… 143
疲労困憊に対するレメディー ……………………………… 143
不安に対するレメディー …………………………………… 144
PTSDに対するレメディー ………………………………… 145
自責の念に対するレメディー ……………………………… 146
自殺願望に対するレメディー ……………………………… 147
日ごろから災害に備える …………………………………… 148

第4章　質疑応答　　149
第5章　レパートリー　　155

第6章　これからの時代を生き残るためのセミナー
　これからの時代を生き残る …………………………………… 170
　スウェーデンで起こったこと ………………………………… 170
　戦争が起こる理由 ……………………………………………… 172
　自衛の大切さ …………………………………………………… 173
　迫りくる危機に備える ………………………………………… 175
　福島から出た人、とどまった人 ……………………………… 177
　スイスの『民間防衛』マニュアル …………………………… 178
　中国の脅威 ……………………………………………………… 181
　キューバの復興（農業・医療・教育の復興） ……………… 185
　西洋の個人主義と日本の和の精神 …………………………… 187
　有事のホメオパシー …………………………………………… 190
　叩き込まれた罪悪感 …………………………………………… 192
　私たちが目指すもの …………………………………………… 194

レメディー一覧

Aconite	アコナイト（Acon.／ヨウシュトリカブト）
Alumina	アルミナ（Alum.／酸化アルミニウム）
Anacardium	アナカーディアム（Anac.／マーキングナッツ）
Antimonium crudum	アンチモニュームクルーダム 　　（Ant-c.／硫化アンチモン）
Apis	エイピス（Apis／ミツバチ）
Arnica	アーニカ（Arn.／ウサギギク）
Arsenicum	アーセニカム（Ars.／三酸化ヒ素）
Aurum	オーラム（Aur.／金）
Belladonna	ベラドーナ（Bell.／セイヨウハシリドコロ）
Bellis perennis	ベリスペレニス（Bell-p.／ヒナギク）
Borax	ボーラックス（Bor.／ホウ砂）
Cactus	カクタス（Cact.／ヨルザキサボテン）
Cadmium sulph.	カドミュームソーファー 　　（Cadm-s.／硫化カドミウム）
Caesium hydroxide	セシュームハイドロクサイド (Caes-h.／水酸化セシウム)
Calcarea carb.	カルカーブ（Calc.／炭酸カルシウム）
Calcarea phos.	カルクフォス（Calc-p.／リン酸カルシウム）
Calendula	カレンデュラ（Calen.／キンセンカ）
Capsicum	カプシカム（Caps.／トウガラシ）
Carbo vegetabilis	カーボベジ（Carb-v.／木炭）
Causticum	コースティカム（Caust.／水酸化カリウム）
Chadokuga	チャドクガ（Chadok.／チャドクガ）
Chamomilla	カモミラ（Cham.／ジャーマンカモミール）
China	チャイナ（Chin.／キナノキ）
Cocculus	コキュラス（Cocc.／ツヅラフジ）

Coffea	コフィア（Coff.／コーヒー）
Colocynth	コロシンス（Coloc.／コロシントウリ）
Conium	コナイアム（Con.／ドクニンジン）
Crocus sativa	クロカスサティーバ（Croc.／サフラン）
Crotalus horridus	クロタラスホリダス（Crot-h.／ガラガラヘビ）
Cyclamen	シクラメン（Cycl.／シクラメン）
Digitalis	デジタリス（Dig.／キツネノテブクロ）
Echinacea	エキネシア（Echi.／エキナセア）
Euphrasia	ユーファラジア（Euphr.／コゴメグサ）
Gelsemium	ジェルセミューム（Gels.／イエロージャスミン）
Graphites	グラファイティス（Graph.／黒鉛）
Habu	ハブ（Hab.／ハブ）
Helleborus	ヘラボラス（Hell.／クリスマスローズ）
Hyoscyamus	ハイオサイマス（Hyos.／ヒヨス）
Hypericum	ハイペリカム（Hyper.／セイヨウオトギリソウ）
Ignatia	イグネシア（Ign.／イグナチア）
Ipecac	イペカック（Ip.／吐根）
Kali iodatum	ケーライアイオド（Kali-i.／ヨウ化カリウム）
Kali phos.	ケーライフォス（Kali-p.／リン酸カリウム）
Lachesis	ラカシス（Lach.／ブッシュマスター）
Ledum	リーダム（Led.／イソツツジ）
Mercurius	マーキュリアス（Merc.／水銀）
Mercurius sol.	マーキュリーソル （Merc-sol.／ハーネマンの溶解水銀）
Millefolium	ミュルフォリューム（Mill.／セイヨウノコギリソウ）
Natrium mur.	ネイチュミュア（Nat-m.／岩塩）
Nux moschata	ナックスモシャータ（Nux-m.／ナツメグ）
Nux vomica	ナックスボミカ（Nux-v.／マチンシ）
Opium	オピューム（Op.／ケシ）
Parathyroid gland	パラサイロイドグランド（Parathyr-gl.／副甲状腺）

Phosphorus	フォスフォラス（Phos.／リン）
Phosphoricum acidum	フォサック（Ph-ac.／リン酸）
Pulsatilla	ポースティーラ（Puls.／セイヨウオキナグサ）
Plutonium	プルトニューム（Pulton.／プルトニウム）
Radium bromatum	ラジュームブロム（Rad-br.／臭化ラジウム）
Rhus tox.	ラストックス（Rhus-t.／アメリカツタウルシ）
Ruta	ルータ（Ruta／ヘンルーダ）
Secale	セケイリー（Sec.／麦角）
Sepia	シイピア（Sep.／イカ墨）
Silica	シリカ（Sil.／二酸化ケイ素）
Sol	ソル（Sol／太陽光）
Staphysagria	スタフィサグリア（Staph.／ヒエンソウ）
Stramonium	ストラモニューム（Stram.／シロバナヨウシュチョウセンアサガオ）
Sulphur	ソーファー（Sulph.／硫黄）
Suzumebachi	スズメバチ（Suzumeb.／スズメバチ）
Symphytum	シンファイタム（Symph.／ヒレハリソウ）
Syphilinum	スフィライナム（Syph.／梅毒）
Thyroidinum	サイロイダイナム（Thyr.／甲状腺）
Uranium nitricum	ウラニュームニット（Uran-n.／硝酸ウラニウム）
Veratrum album	バレチュームアルバム（Verat.／バイケイソウ）
X-ray	エックスレイ（X-ray／X線）

まえがき

東日本大震災で日本人に突き付けられたもの

　2011年3月11日の東日本大震災のときに最も必要とされたのは、心の訓練（インナーチャイルド［以下インチャ］癒し）と食料であった。
　日本ホメオパシー医学協会（JPHMA）では災害支援団を作り、被災地支援に4回行った。そこには私がテレビ局に勤務していたころに見た、爆弾を落とされた戦争最前線の地域と同じ光景が広がっていた。破壊された家屋、あちこちに転がっている動物の死体、どこから手をつけたらいいのか途方に暮れんばかりのがれきの山……。
　恐怖の冷めやらぬ中、健気にも片づけをしている多くの人々がいた。自分の生活もままならないだろうに、先祖を思い倒れた墓石を起こしている人々がいた。墓のあちこちには花が置かれていた。帰って来ない家族を思ってか、うずくまって泣いている人もいた。頭にけがをし手をもがれた地蔵様がいた。
　江戸時代の主君は災害が起こるたびに自らの行いが悪かったからだ、自分に徳がなかったからだと自責し、身を正して行いを清らかにする努力をしたそうだ。それに倣い、なぜ東日本大震災が起きたのか、日本人は何をすべきなのかと自問してみた。そして気付いた。日本は第二次世界大戦（大東亜戦争）後、大切な何かを失ってしまった。それは目には見えないが人として生きるための根幹となるもの、信仰心である。大いなる自然に畏敬の念をもち、生かされている理を知る。そして人々を敬い、生きとし生けるものを敬い、さらに物を敬う。それは自分だけが幸せになればいいと思うエゴの心では感じ得ないものである。
　自然が繰り広げる偉大なる変化に目を奪われ、感激したことがたくさんあるだろう。あの山の頂上から見た雲海、あの夕焼け、あの空の青さ、あの田んぼに降り注ぐ雨。これらのおかげで、どれほど私たちの心は潤い、生かされていることに、生きていることに、心から感謝できるようになるだろうか。大自然の雄大さに触れるたび小さなこだわりははがれ落ち、大自然の厳しさに触れる

たび小さなことに喜びを感じられるようになるだろう。

　災害が起きたのは事実である。日本は必然性があって、この災害を受け取ったのだ。その中で何に気づき、どう行動するか、それこそが日本人一人一人に突き付けられているものだと思う。

インナーチャイルド癒しに取り組む

　3.11以後、私は新たな活動を始めた。その一つが私自身が20年前から行っている、罪悪感、恐怖、悲しみ、怒りを乗り越えるインチャ癒しの実践教育だ。妊娠中に夫を亡くした私の母は、3番目の子どもであった私を堕ろそうと冷たい水で泳ぎ、石を持って踏ん張ったり、お腹を叩いたりしたそうだ。胎児は母親の気持ちがわかるので、お腹にいたときにすでに否定され傷ついた悲しみのインチャが私の根底にできあがっていたように思う。

　物心がつき、自分を堕ろそうとした話を祖母や母から聞くたびに「自分はいらん子だ」と悲しく惨めな気持ちになり、なんとかして認められたくて一生懸命がんばるようになった。しかし母が私を認めることは決してなかった。愛されない悲しみや涙を抑圧したためにやがて怒りに変わり、その話を聞くと私は怒り狂って暴れるようになった。これ以上の否定を受け入れないように怒りで防衛し闘っていたのだ。自分にも生きる権利があるのだと。自分も兄たちのように母から愛してもらいたかったから。そうして怒る私を、母は蔑み、ばかなやつと言わんばかりに無視した。闘いに負けた私は深い悲しみ、無力さを感じるようになり、それは次第に恨みや憎しみの感情へと変わっていった。深く悲しんでいる自分（インチャ）、無力感でいっぱいの自分（インチャ）、そしてその奥には怒り狂っている自分（インチャ）がいた。さらに奥には不安で仕方がない自分（インチャ）、愛してもらえない悲しみに泣き暮れている自分（インチャ）がいた。抑圧されたそれらの感情（インチャ）は大人になっても未解決なまま心に存在し、否定され、蔑まれ、無視される状況に遭遇するたびインチャが共鳴し、感情がわき出て苦しくなってしまうのだった。インチャが「私はここにいる！」「私を見つけて！」という叫び声をあげていたのである。

インチャ癒しを始める35歳まで、私は本当に生きるのが苦しかった。自分を責めまくっていた。潰瘍性大腸炎で死にかけてホメオパシーに出会い、体は治ったものの心が苦しくて仕方なかった。
　「私を認めろ！」と怒っている自分（インチャ）がいたので、周囲に認めてもらうために必死にがんばった。その結果認めてもらえたとしても、本当に怒っているのは母に認めてもらえない自分だったから、決して満足することはなかった。同じように「私なんかいらん子で死ねばいいのだろう」と自暴自棄になっている自分（インチャ）、「私は何をやってもダメな人間」と責める自分（インチャ）、これらが私の中に未解決の問題として存在したため、心の苦しみが和らぐことはなかったのである。
　結局、インチャの大元は「お母さん、私を愛して！」という願いが叶わずに悲しんでいる自分だった。本当に愛を求めているのは、親から条件付きの愛しかもらえず、価値がないと否定されて泣いている自分（インチャ）だから、そのインチャを癒さない限り、たとえ人から愛されても次の瞬間にはまた愛されない苦しみがわき上がり、満足感が持続しないのである。大元のインチャを癒すには、親の価値観で否定されて泣いているインチャを見つけ、無条件に愛してあげることが必要なのである。そして、大いなるものから愛されているという感覚、自分は自然の一部であり大いなるものに生かされているという感覚をもつことが大事なのである。それが信仰心である。信仰心を取り戻すことはインチャ癒しの核となる。大いなるものへの尊敬と信頼、感謝を通して自分のなかにいる内なる神（本来の自分）への尊敬と信頼、感謝が生まれるのである。
　ホメオパシーによって潰瘍性大腸炎の血便が止まったとき、私は庭のベンチに座りたくなった。寒い２月終わりごろのことだった。風が冷たく私の頬を通り過ぎる。リスやロビンが庭にいる。ふと地面を見ると芝生の間からクロッカスの花が顔を出していた。鮮やかな紫の花びらの中に黄色のおしべがあった。美しかった。頭上の木に目をやると、寒さの中で健気にもビクトリアプラムの真っ白な花が咲いていた。春があった。それらの春をしみじみと感じ眺めていたら涙が吹き出してきた。
　嫉妬して、憎んで恨んで、恨まれ嫌われ、自分を嫌い、いじめる心。これら人間界での闘いがこの自然界においてはちっぽけでどうでもいいことであるこ

とがわかった。子どものころ、母親からいらん子扱いされるといつも、林の中に入り自然に慰めてもらったことを思い出した。そのときに感じた「力強く生きるんだよ」という自然からのメッセージ。「そうだ、私に足りなかったのは、当たり前にある自然に対する畏敬の念、感謝の念という信仰心だったのだ」と思えたのである。

　魂の故郷を思い出したことで私自身の尊厳を取り戻すことができた。それ以来、傷つき、怒っているインチャ、隠れて泣き悲しんでいるインチャ、自己卑下をして死んでしまいたいと言っているインチャ、それら一つ一つのインチャに声をかけるようにし、20年以上が経った。

　今世でどれだけ自分のインチャを癒やせるか。残りの人生をかけて取り組みたい。そして、ありのままの自分を愛してあげたいと心から思うようになった。人から愛をもらわなくても、誰もがもっている自分の中にある愛の扉を開けばいいのである。

福島県民よ、被害者になることなかれ

　災害に遭った人々は苦しんでいる。なぜ自分は災害に遭ったのだろう。なぜ私の家族は死ななければならなかったのだろう。自分が母を海辺の老人ホームに入れたために、母は津波で死んでしまった。自分の選択は間違っていたのではないか。子どもたちが毎日放射性物質にさらされているが農業を営んでいるから福島を去れない。避難したくてもできない自分たちに向かって「子どもを大事に思っていないんですか？　お母さん！」と責められ、どうしてよいかわからない。少しの揺れでまた地震が起こるのではないかとパニックになってしまう……。

　今ここに幸せでない人はどこにも幸せはないのだから、今の状態を幸せと思える心を養うこと。不便さをエンジョイできる心を養うこと。これもない、あれもないと嘆くのではなく、与えられたものを感謝の心で受け取っていくこと。何もない状況に比べたら、たとえ少量でもあることに幸せを感じられるはず。幸せというものは案外、不便さ、苦しさの中で見つかるものなのかもしれない。

今回の災害で多くのことを突き付けられた福島県民。
罪悪感に陥ることなかれ。そして、被害者になることなかれ。
世界中で繰り広げられる福島原発への風評被害に屈することなかれ。
そのためにも、自分を責めるインチャを癒さなければならない。

自分を愛し、尊敬すること。
そうすれば、人も愛し、尊敬することができる。
自国を愛し、敬うこと。
そうすれば、他国も愛し、敬うことができる。

そうなれば、戦争など起こるわけがない。大和魂とは和をもって生きる心である。自分に乗り越えられない試練はやって来ない。起きたことは文句を言わず受け取り、知恵を使い、皆で乗り越えよう。自らを助け、人々を助けよう。福島人は寡黙で勇敢な気質をもっている。この県民でなかったら気丈にもこの災害を乗り越えることができただろうかと思う。農業県である福島はこれからはより作物を心をこめて作り、どこよりもおいしい野菜や果物を出荷できるようにしていこう。私たちは大いなるものに愛され、生かされているのだから。

農業のススメ〜種と土地があれば生きていける

　3.11以降、私はインチャ癒しとともに、農業に力を入れた。被災地である福島を2回目に訪れたとき、ホメオパシーのレメディーやマザーチンクチャーのほかに私が代表を務める日本豊受自然農でとれたダイコン、コマツナ、イモ、キャベツなどを車に積めるだけ持って行った。
　私としては、レメディーやマザーチンクチャーが真っ先になくなるだろうと思っていたのだが、人々は野菜に飛び付いた。福島の人々が安全で自然な野菜を求めていたことがよくわかった。新鮮な野菜、食べ物が手に入らず困っていたと多くの人から聞かされた。このとき、もっと真剣に農業をやらねばならないと思った。

2007年から静岡県で耕作していた7反3畝の畑を広げるために、役場と農業振興会、自然農を推進してくれるJAと話し合い、農業生産法人日本豊受自然農株式会社を作り上げた。2011年までには、農地は25反に広がった。試行錯誤を繰り返しながら、野菜を出荷できるまでになった。

　一方で、一人一人が庭や畑を持ち、自給自足することこそが最も大切だと思うようになった。震災から1年後の2012年、自給自足のすすめである日本豊受自然農・農業コースを立ち上げた。

　災害や飢饉というのは実際に遭遇しない限り他人事と思いがちだが、日ごろから備えることが大事である。最低限、種と土地さえあれば生き残っていけることは、戦後、貧しいながらも女手一つで3人の子どもを育てた母から教わった。母は「種と土地さえ持っていれば生きていける」と、常々私に言っていた。当時、イモ一つをダイヤの指輪と交換なんてことがざらにあったようだ。それでも、ダイヤは食べられないのだ。

　また「かてもの」という雑草を食べる習慣を持つことも大事である。江戸時代、米沢藩主だった上杉鷹山は「かてもの」の知恵を生かし、3回の大飢饉を乗り越えた。米沢藩だけは餓死者が一人もいなかったという。私たちは先人の知恵をひもとき、それを有効利用するべきである。

苦しみの後には必ず喜びがある

　あまりに苦しくて百姓をやめたいと思ったときもあった。それでもやっぱり百姓はいい。暑い夏、地面にひれ伏して行うシソの草取りはとてもつらい。しかしその後のシソの成長を見ると、そんな苦しみなんて何てこともなくなってしまう。8反近くの大豆を植えるために畝を作り、種をまく仕事もつらい。しかし、大豆がたわわに実ったときの喜びには代えられない。夏の日照りで作物が全部枯れてしまったときは、泣きたくなるほど悲しかった。植え直し、芽が出たときは本当にありがたかった。農業を通して、苦しみの後には必ず喜びが来るということを知った。自然に感謝し、自然を敬い、つらいときも苦しいときも必ず光が差すことを信じよう。

「なぜ生きるのか？」なんて植物は考えていないんだよ。
　芽を出し花を咲かせ実がなり種が土に落ちる。
　それがすべてだから植物は感嘆するぐらい美しくおのおのが完璧なのだ。
「なぜ生きるのか？」と自分に問いかけたとき
　自分の身に起こった苦しみを受け取りたくなかったんだよね。
　作物が育たなかったときも、なぜ育たないと怒ったよね。
　雨は降りしきり、風は吹き荒れ、雪は重く植物にのしかかる。
　日照りで一滴の露もない乾いた大地にも植物は生えようとする。
　自然のなすがままに身をまかせる偉大な植物たちよ。
　君たちこそ我ら人間に自然に生きることを教える教師である。
　青々としたムギは喜びに溢れていた。
　ダイコンははち切れそうなほどの命に満たされていた。
　彼らは知っている。生きているのではなく生かされていることを。
　自分が自然の一部であることを知っているから生きることがすべてなのだ。
　私も自然の一部となり、生きることがすべてとなるときがくるだろうか。
　生きることがそのまま生きる目的となり、
　生きることがそのまま喜びとなるときがくるだろうか。
　それでも畑にいて一生懸命生きている彼らを見ていると、
　ちっぽけな自分のこだわりや欲がポロポロとはがれ落ちていく。
　そうやって何年も畑仕事をしていたら、自分本来の命が輝き出てきた。
　だから今は、手塩にかけて育ててできたものをありがたくいただき、
　できなかったときも受け入れ、オロオロしながら元気に育つように考える。
　これこそが自然に生きるということ。
　その目で見れば周りは感激に溢れていた。
　生きることを喜んでいる小さな菌たちがいた。昆虫たちがいた。
　与えられた命を全うしているものたちで溢れていた。
　命にいやさか！
　　　　　　──『豊受』2014年夏号（日本豊受自然農）の巻頭詩より引用

第1章　災害を乗り越える

（2013年3月9日講演会より　於：福島テルサ）

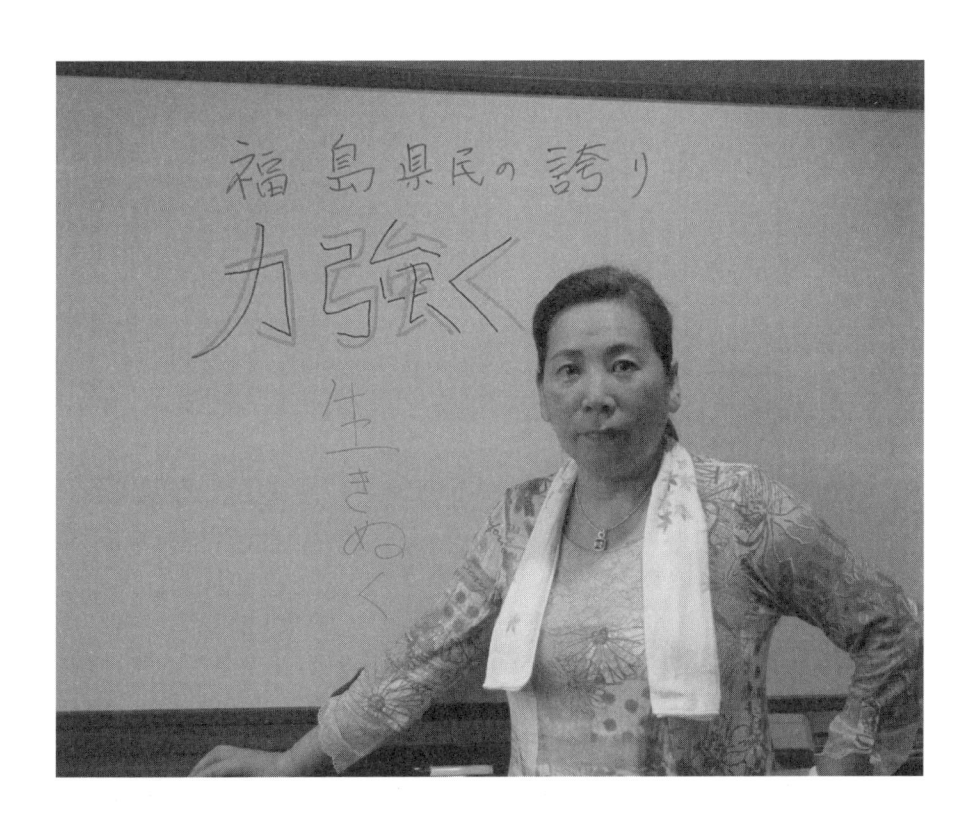

FUKUSHIMAから世界へのメッセージ

　東日本大震災から２年が経ちました。街もずいぶん復興してきているような感じがします。その間、ここにいらっしゃる皆さまは、自ら率先して福島に明るさを取り戻そうとして来られたのではないでしょうか。その姿勢は素晴らしいと思います。もし、皆さまが災害の「犠牲者」になってしまいますと、そこから自力で抜け出すことができなくなってしまいます。災害の「犠牲者」にならずに、いかにして自らを救う力を身に付けるか。これから、そのような話をしていきたいと思います。
　ホメオパシーの創始者サミュエル・ハーネマン（1755～1843）は1755年４月10日に生まれました。毎年、誕生日の前後に世界中で、世界ホメオパシー認識週間（WHAW）というイベントが行われます。2013年のテーマは「災害対策」になりました。
　世界のホメオパスたちは、東日本大震災を「明日はわが身」と受け止めたわけです。海外には原発の少ない国もありますが、空と海はつながっています。核兵器を持っている国もあります。いつ何時どうなるかわかりません。
　ここで、私が世界のホメオパスに宛てて書いた手紙を紹介したいと思います。

　世界が福島の復興を見ています。福島は合気道の生まれたところです。合気道は相手の力を受け入れ、その反動で相手を動かすという武道です。福島が今回の災害を受け入れ、その経験を世の中を変えて行く力に変換していくことを願っています。
　地震、津波、放射能漏れ、風評被害。このような苦難の中で災害から２年が経ち、実際福島はどのようになっていったのかをWHAW世界ホメオパシー認識週間の一環として３月９日に福島で講演し世界に発信していきます。海外の皆さまに福島の人々の声を聞いていただき、彼らが災害をどのように感じ、そして、どのように乗り越えていったのかをシェアしますので、災害に備えてい

ただきたいと思います。

　恐怖は、放射能や津波の中ではなく自分の心の中にしかないということに尽きます。

　インタビューの結果、福島の多くの人々がレメディーをとって恐怖を乗り越え、この福島で明るく生きていることがわかりました。素晴らしいことだと思いました。世界の皆さま、苦難を受け入れ、あれほどの災害を乗り越え、明るい町を取り戻した福島の人々に大きなエールを送っていただければ幸いです。

　以下に福島県知事が発した「ふくしま宣言」を紹介します。

ふくしま宣言について

2011年3月11日午後2時46分。
　あの日、あの時を迎えるまで、このふくしまの姿を誰が想像できたでしょうか。
　大地震、大津波は、多くの尊い命と穏やかだった私たちの暮らしを、非情にも奪い去りました。
　原子力災害は、美しいふくしまを一変させました。
　さらに、風評被害は地域の活力を奪い、私たちの心までも深く傷つけました。
　この1年、福島県民は、深い悲しみや悔しさを抱えながら、ある人は、住み慣れた土地を追われ、ある人は、少しでも元の暮らしを取り戻そうと汗を流し、またある人は、家族離ればなれの生活を選びました。そして、見えない放射線への不安とも闘いながら、それぞれが必死に毎日を生き抜いてきました。
　これほど厳しい状況にあっても、取り乱すことなく、地域の絆を大事にしながら、一生懸命がんばっている県民の皆さんを、私は誇りに思っております。200万県民一人一人の努力と温かい心に、深く敬意を表します。
　全国、そして世界の皆さん、これまでの、心のこもった数え切れない御支援に、福島県民は大いに助けられ、励まされ、勇気をいただきました。改めて、心より感謝を申し上げます。
　皆さんの支えと県民の努力があって、このふくしまにも、今ようやく復興の芽が出始めました。

この小さな芽を、私たちみんなの手で、しっかりと大きく育てたい。そして、やがて大きくなったその木の下に、笑顔溢れる子どもたちが集まる、そうしたふくしまを、私は創っていきたいと考えています。
　地震・津波という自然災害に始まり、原子力災害さらに風評被害、人類がこれまで経験したことのない、このような多重の災害が、なぜ起きてしまったのか、私たちはしっかりと考えなければなりません。
「自然の脅威に対する十分な備えができていたか。」
「科学技術の力を過大に評価していなかったか。」
「原子力を扱うことの難しさと正面から向き合ってきただろうか…。」
　これらの問いの中に、未来への大切な教訓があるはずです。
　私たちは、科学技術の力を過信することなく、自然の持つ力の大きさをもう一度しっかりと心に刻み、すべての人が安心して暮らせる社会づくりを進めていきます。
　そして、二度とこのようなことが起きないよう、県内の原子力発電所をすべて廃炉とすることを求めながら、再生可能エネルギーを推進し、原子力に頼らずに、発展し続けていくことができる社会を目指します。
　今、全世界の人がFUKUSHIMAを見つめています。私たちは、地域の発展と地球環境の保持が両立できる新しい社会の在り方を、さらに、そこに暮らす人々が共に支え合い、地域の文化や誇りをつないでいくことの大切さを、復興していく自らの姿をもって、世界に示してまいります。
　ふくしまが選んだ道は、決して平坦な道ではありませんが、県民は、すでに前を向いて立ち上がり、歩き始めています。県民が心を一つにして、この困難に立ち向かってまいります。
「私たちは必ず、美しいふるさとふくしまを取り戻します。
　私たちは必ず、活力と笑顔溢れるふくしまを築いていきます。
　そして私たちは、このふくしま復興の姿を世界へ、未来へと伝えます。」
　災害発生から1年を迎えた本日、これを「ふくしま宣言」として、全世界の皆さんにお誓いいたします。
　2012年3月11日
　福島県知事　佐藤雄平

今回は「災害を乗り越えた福島だからこそ知り得た大事なもの」というテーマで講演させていただきます。この災害で多くの人々が亡くなりましたが、こうして生かされた人々は、苦難の中、その命を精一杯生き抜いているのです。
　福島に幸あれ！福島にいやさか！

日本ホメオパシー医学協会
会長　由井 寅子
会員　600名一同

　この手紙に対し、インド、アメリカ、イギリス、ブルガリア、リトアニア、マルタなど、世界中のホメオパスからたくさんの返事が来ました。福島の皆さまにがんばってほしいという多くのエールをいただきました。
　私も「ふくしま宣言」を読ませていただき、本当に県知事の佐藤雄平さんは偉いなと思いました。JPHMAで集めた寄付金を渡すために福島県庁に入ると、この「ふくしま宣言」が貼ってありました。本当に彼の気持ちはわかります。私もがんばらなければと思います。

災害を乗り越えて知り得たもの

　では、福島の人々はこの災害を乗り越えて、いったい何を知り得たのでしょうか。それは大きく3つあると思います。
　一つは、災害時にホメオパシーを活用することの大切さです。普段からぜひ、越中富山の薬箱ではなくて、ホメオパシーのホームキット（家庭用キット）を使っていただきたい。薬には副作用がありますが、レメディーに副作用はありません。妊婦さんも赤ちゃんも、おじいちゃんもおばあちゃんも、ペットもみんなが使えるようになっています。ホメオパシーは世界中で多くの人に使われている、心も体も自らが健康になる療法です。
　二つ目に、種と土地を確保して自分で耕作すること、つまり自給自足の大切

さです。これは早いうちに進めていただきたい。庭があるならば、庭の半分以上は田畑として開墾することをおすすめします。そこで家族が食べていけるくらいの作物を作っていただきたい。種については、固定種、在来種の種を持つことがとても大事になります。

　三つ目として、心と体を鍛えることの大切さです。心を鍛えるとは、物の考え方を変えることです。恐れや不安からは何も発展しません。どんなに苦しいときでも希望を持つこと。レメディーをとれば、否定的にとらえる自分を越えてふつふつと希望がわいてくるでしょう。体を鍛えることとは、多少の毒物なら排出していける体になることです。ホメオパシーは自己治癒力を触発して毒物の排出を促します。

ホームキットで災害に備える

　東日本大震災で被災した宮城県南三陸町の人が、「お願いですから災害に備えてください」と言っていました。災害はいつ起こるか誰にもわかりません。ところが、人間というのは、わが身に降りかかって初めて慌てます。しかし、それでは遅いのです。私たちは福島から学ばなければなりません。

　自分のことは自分で対処できるように、いざというときサバイバルできるように、レメディーのホームキットや食料を備えておいてください。レメディーのホームキットがあれば、自分自身を救うセルフメディケーションができます。高熱、下痢、寒さ、そして恐怖、不安、パニック症などに自分で対処することができるのです。ホームキットは海外でも愛用されています。ぜひ皆さまにも使っていただきたいと思います。

　ホメオパシーのレメディーは体の病気やけがはもちろん、心の病気や魂の病気にも使えます。体・心・魂を三位一体で治していくことができる希有な治療法なのです。心の病気とは抑圧された感情のことです。感情を抑圧すると、それは未解決な問題として永続的に存在し続けます。これをインナーチャイルドといいます。被災してインチャが共鳴し、悲しみ、憤慨、怒り、そして恐れなどの感情がわき出てきた方も多かったでしょう。これらの感情を非常事態にか

まけて放置したり抑圧して感じないようにしたりすると、それが新たなインチャとなり、後々根深い問題となってしまいます。ですから、恐怖には恐怖のレメディーをとることで、恐怖に陥っている自分を自覚させ、恐怖に打ち勝とうとする自己治癒力を触発する必要があります。人間というのは心が病んで体が病気になることが多いわけですから、病気を治すにはその人の考え方、価値観を変えていくことが大切なのです。

同種の法則

　ホメオパシーは同種療法です。そこには「同じようなものが、同じようなものを治す」という同種の法則が働いています。例えば、喉がヒリヒリして痛いとき、ヒリヒリするショウガ湯を飲みます。ヒリヒリには、ヒリヒリです。また、発熱したときには卵酒を飲んだり、布団をかけたりします。ドイツでは熱い風呂に入ったりします。熱には熱なのです。

　症状が停滞しているときは、自己治癒力が十分働いていないことが考えられます。自己治癒力が十分に働いていないのは、病気や異物を正しく認識できていないからです。自分が病気であることを体に認識させるために、症状を増幅させる方向で治療するのが正しいやり方です。症状を外からの力（例えば薬など）で抑圧すると、いったんは症状が消えて楽になるかもしれません。しかし、大元の原因である病気や異物は残っていますので、体力が回復したら症状はぶり返します。症状というものは基本的に排出です。症状は悪いものではなくありがたいものなのです。症状は自己治癒力の働いている証しであり、その症状を抑圧することは自己治癒力を傷つけることになってしまうのです。症状を抑圧するのではなく、症状に耳を傾け、症状に寄り添い、自己治癒力がもっと働けるようにしてあげることが大切なのです。そのためには、同種でなければならないのです。これは日本でも昔から知られていた民間療法、知恵だと思います。

　ハーネマンは、さまざまな物質の作用を知るために物質を摂取して人体実験（プルービング）をしました。少量のヒ素やタマネギをとることで、体や心が

どう変化したかを書きとっていったのです。その結果が、『純粋マテリア・メディカ』や『慢性病マテリア・メディカ』という分厚い本に書き残されています。カレッジ・オブ・ホリスティック・ホメオパシー（CHhom）では、その本を教材にして、物質ごとに人体にどのような症状を引き起こすのか、ホメオパスを目指す学生たちに教えています。

　ホメオパシー的な考え方では「症状はありがたい」ものです。人は体の中にあるいらないものを、どこかから出さなければなりません。汗をかくのも、便が出るのも、おしっこが出るのも、イボが出るのも、すべて理由があって体が出しているもの。ですから、どれもありがたいのです。症状は病気ではありません。病気の結果として出るものが症状です。

　そして、患者がある症状を呈しているときに、それと同じ症状を引き起こす物質を希釈振盪して与え、自己治癒力を触発するのがホメオパシーなのです。

　原物質をアルコールに漬けて抽出した成分を、アボガドロ数という希釈限界を超えた数値にまで薄めて砂糖玉に垂らしたものをレメディーといいます。そこには原物質が1分子も入っておらず、原物質の情報だけが入っています。しかし、レメディーをとると、脳はあたかも原物質が入ったかのように働き、自己治癒力を触発することができます。そもそも生体は物理的接触によって物質認識しているのではなく、体液を通して伝播する物質の振動波によって情報伝達されているというのが本当のところなのです。したがって一時的に自己治癒力を触発するためだけであれば、必ずしも物質は必要ではなく、物質情報だけで十分なのです。

　ですから、ある物質が原因で症状が出たならば、その物質を希釈振盪したレメディーを使えばいいのです。異物を異物としっかり認識できていないために症状が出続けるのが慢性病です。ですから、異物を認識させるために、症状の出る原因となった物質をレメディー化してとればよいということです。例えば夫が近くに来ると痒くなるなら、夫のフケを持ってきてください。私が「夫のレメディー」を作りましょう。その夫のレメディーをとることで痒みはなくなっていくでしょう。

被災者に対するレメディーの効果

　JPHMAでは、放射線のレメディーや、福島の土のレメディーを、震災直後に被災者へ提供しました。その結果、多くの人々からレメディーが役に立ったという声をちょうだいしました。同時に、JPHMAでは被災者を対象にレメディーを使用してもらい、その結果を調査しました。

　調査したレメディーの一つに、PTSD（心的外傷後ストレス障害）サポートのレメディーがあります。震災のショックを乗り越えることはなかなか難しいと思いますが、ホメオパシーではショックにはショックを与えるようなレメディーを使うことで自己治癒力を触発します。PTSDサポートのレメディーとは、アコナイト（Acon.／ヨウシュトリカブト）、アーニカ（Arn.／ウサギギク）、アーセニカム（Ars.／三酸化ヒ素）、この3種類をコンビネーションにしたものです。ショックを与えるものといっても、銀河系に涙1滴ほどの薄さに希釈されて、原物質は全く入っていませんから、子どもでも安心してとれます。このレメディーは、何と改善率87％という結果が出ました。

　もう一つは、放射性物質などのレメディーをコンビネーションにしたラジオアクティブというレメディーです。震災（福島原発事故）以降の不調や症状がこのレメディーをとって改善するかどうか調査しました。改善率は52％となりました。すぐの改善はみられなかったものの心と体で排出が生じたと答えた人が36％いました。実はこの排出が始まることによって不調は改善していくのです。

　花粉症の人は、放射性物質から作られたレメディーを花粉が飛散する時期にとってみてください。楽になるはずです。私は以前、春の花粉症の原因を、ただのスギ花粉だと思っていました。しかし本当のところは、スギの花粉やダニ、ほこりなどに放射性物質が付き、それが体に入ることで炎症が起こるようです。決して花粉が悪いわけでも、ダニが悪いわけでもないのです。

　レメディー以外の放射能対策としては、発酵食品が有効です。長崎や広島の被ばく者の中でも、味噌などの発酵食品をとっていた人たちは生き残ったり回復が早かったりしたという事実があります。味噌の中に良い塩がいっぱい入っ

ていたこともよかったようです。そこで私は梅干しや味噌や納豆をおすすめしたいと思います。発酵食品をとることで被ばくを乗り越えられると、広島大学の原爆放射能医学研究所の渡邉敦尭教授の論文の中に書かれていました。餌に乾燥味噌を10%混ぜたマウスと混ぜていないマウスに放射能を照射したところ、普通の餌を食べていたマウスはすべて死亡したが、乾燥味噌を混ぜた餌を食べていたマウスはすべて生き残ったというものです。素晴らしいですね。だから日本の発酵技術の知恵を使う必要があります。私は今麹に注目していて農業にも利用しています。麹はたった1日で牛糞からアンモニア臭をなくす力をもっています。たった1日で堆肥が完熟するのです！　麹、発酵の素晴らしさです。

低体温のためのレメディー

　それでは、災害時に必要なレメディーを紹介していきましょう。
　東日本大震災では、救助されたにもかかわらず亡くなってしまう人がいました。被災地は雪が降るなど厳しく冷え込んでいたため、低体温症で亡くなる方が多かったのです。
　低体温症に関しては、日ごろから体温を上げるよう体質改善することが予防策となります。外国人の平均体温は37度あることをご存じでしょうか。それに対し、日本人は36度もない人が多いのです。これでは低すぎます。体温が低いと体内のカビもはびこりやすくがんにもなりやすくなります。実は体に老廃物が入れば入るほど体温は下がるのです。熱は老廃物の排出症状ですから、その熱を薬で抑圧することで低体温になっていきます。
　低体温を改善するためのレメディーは次のとおりです。
　チャイナ（Chin.／キナノキ）、アーセニカム、アーニカ、ネイチュミュア（Nat-m.／岩塩）、ナックスボミカ（Nux-v.／マチンシ）、ラストックス（Rhus-t.／アメリカツタウルシ）、このようなレメディーが体温を上げてくれます。これら冷えのレメディーをとることで自己治癒力が触発され、体温が高まるのです。

チャイナは悪寒と震え、ものすごい寒け、足の冷え、骨の髄にしみるほどの冷えなどの症状に合う素晴らしいレメディーです。アーセニカムは両手が冷たいときに。アーニカは両手両足が冷たくて全身に悪寒がするときや打ちのめされたような感覚があるときに。ネイチュミュアは凍えるような寒けで体温不足を感じるときに。ナックスボミカは全身の体温がどんどん低下する状況に。ラストックスは熱と悪寒があり、特に体が冷たくて顔が熱いときにいいでしょう。一口に低体温といっても、このように症状別にレメディーを使い分けることができます。
　また、冷えを改善するためには、腎臓サポートや脾臓サポートも必要です。腎と脾は冷えにとても関係があります。冬に悪化するのが腎、季節の変わり目に悪くなるのが脾です。冬が訪れる時期には腎臓サポートをとりましょう。冬から春に移り変わるときには脾臓サポートをとりましょう。

死への不安と恐怖に対するレメディー

　死を間近に感じ、死への恐怖が出てきた場合に、何のレメディーをとればいいか。アコナイトは皆さんご存じだと思います。それに加えて、クロカスサティーバ（Croc.／サフラン）、アーセニカム、カーボベジ（Carb-v.／木炭）、これらのレメディーが不安と死への恐怖に役立ちます。
　クロカスサティーバは香辛料のサフランの原料ですが、それをプルービングしたときに、悲しくて、あらゆることを悪い方に考え、元気も生気もなく、死に対する恐怖を感じる人がいました。そういうときにとるといいでしょう。
　アーセニカムは、幽霊が見えるときにとっていただきたいレメディーです。コナイアム（Con.／ドクニンジン）は夜中に死への恐怖にまで高まる不安な考えが浮かぶときに使います。そのほか、フォスフォラス（Phos.／リン）、セケイリー（Sec.／麦角）も、死への不安と恐怖にいいレメディーです。

不幸になることへの不安に対するレメディー

　また大地震や津波が襲ってくるのではないか、二度と普通の暮らしができないのではないか。こうした、先々不幸になるのではないかという心配に悩まされるときは、アルミナ（Alum.／酸化アルミニウム）です。不安で仕方がなく、まるで不幸が待ち構えているように感じるというのが、ハーネマンたちによるアルミナのプルービングの結果にありました。アルミナをプルービングしたときに、そのような気持ちが出てきた人がいたのです。予防接種のワクチンの中にアルミニウム塩が入っています。ですから、予防接種をすると生きる希望が少なくなり、生きる力が低下してしまうのではないでしょうか。

　ちなみにプルービングとは、原物質を少量とったり原物質をレメディー化してをとったりして、どのような症状が出るのかを調べる人体実験です。ハーネマンの時代は原物質を含む低ポーテンシーでプルービングすることも多かったようです。

　有機水銀もワクチンに入っていますが、水銀のレメディー、マーキュリアス（Merc.）は不安で、何か悪いことをしたような、あるいは何か不幸が待ち構えているような気がして、気が狂いそうになる人に合うレメディーです。

　日本人の体内には世界でもダントツの量の水銀が含まれています。だから死体になってもなかなか腐りません。水銀とヒ素が入ることによって、体は即身仏のように腐らなくなるのではないかと思います。日本人の水銀含有量は、2位の国の8倍だといわれています。さすが100年も予防接種をしてきた国です。

　体内に水銀があると、口内炎は治りません。口内炎、口角炎、胃潰瘍、十二指腸潰瘍、腸の潰瘍、これらの多くは水銀の害によるものです。さらに水銀は罪悪感を生む元になります。その水銀を予防接種で入れられるわけですから、子どもたちは幸せに生きることができなくなって当然です。

　東日本大震災のドキュメンタリー番組で全校生徒の80％が津波で亡くなった小学校が取り上げられていました。生徒と一緒に亡くなられた先生の母親が「うちの息子も死んだけれども、息子には子どもたちを助けられなかった責任がある」と言っていたのを見て、私は「このお母さんの体内に水銀が入ってい

なければ、このような考え方はしないだろう」と思いました。災害は突然やってきたのですから、誰も責めることはできないのです。

アルミナとマーキュリアス以外には、アナカーディアム（Anac.／マーキングナッツ）や、シクラメン（Cycl.／シクラメン）、ヘラボラスニガー（Hell.／黒のクリスマスローズ）、バレチュームアルバム（Verat.／バイケイソウ）なども、不幸を予感する人のレメディーです。シクラメンやヘラボラスニガーは、冬に花を咲かせたがる植物です。こういう植物は少し狂った感覚を持っています。自分はとても不幸であるとか、災害が待ち受けているのではないかと思うときに使うといいものです。

　もう一つ、カーボベジは、死にたくなるほど自分たちは不幸だと感じる人に合うレメディーです。福島のホメオパスに聞いたところ、原発事故以降、福島ではこのカーボベジがとても大事なレメディーになったそうです。当時の福島の人たちは、そういう気持ちだったのだろうと思います。また少しでも放射能被曝を避けるため、息をしないように努めていたそうです。カーボベジは酸欠状態にもとてもよいレメディーです。ですから、このカーボベジは絶対に忘れないでください。

放射線の内部被ばくに対するレメディー

　東日本大震災から3カ月後、ある新聞に原発から50kmほどの地域に、倦怠感や下痢、大量の鼻血といった症状を訴える子どもたちがいるという記事が掲載されました。花粉症のような症状も出ていたようですが、それはおそらく内部被ばくによるものではないかと思います。これらの症状に対しては、プルトニウムやウラニウム、ラジウムなどの放射性物質のレメディーと、福島原発から漏れ出たヨウ素やセシウム、ストロンチウムなどの非放射性物質のレメディーを組み合わせてとることをおすすめします。例えば、前述したJPHMAの被災地支援の際に配布したラジオアクティブのレメディーもそうしたレメディーの一つです。

体内に取り込んでしまった放射性物質を排出するには、同じ放射性物質を希釈振盪したレメディーを使います。異物を異物と認識する力を高め、放射性物質を排出していきます。また、非放射性の同物質（正しいもの）を希釈振盪したレメディーを使うことで正しいものの認識力が高まり、同じく異物である放射性物質を排出する力を高めることができます。例えば、非放射性のストロンチウムのレメディーをとることで、体内に取り込んだ放射性ストロンチウムの排出力を高めることができます。また、放射性物質のレメディーをとることで、内部被ばくによる放射線の害への抵抗力を高めることができます。もちろん、外部被ばくについても同様です。

　福島の子どもたちのように、放射線によって倦怠感が生じるときには、スタフィサグリア（Staph.／ヒエンソウ）、カーボベジ、シイピア（Sep.／イカ墨）をとってみてください。スタフィサグリアは、緊張の糸が切れたような精神的な倦怠感や悲しい気持ちに、カーボベジは全身の焼けるような熱と倦怠感があって疲労困憊しているときに、シーピアは体が重くて動かせず、横たわらずにはいられないときに使います。

　内部被ばくによって下痢が生じるときには、アーセニカム、コキュラス（Cocc.／ツヅラフジ）、マーキュリアスをとりましょう。アーセニカムは水っぽくて肛門に焼けるような痛みがあるとき、コロシンスは黄色の下痢便で長期にわたるために衰弱しているとき、マーキュリーソルは多量の血混じりの下痢や緑色の粘液混じりの下痢に合います。

　放射線の影響による鼻血には、フォスフォラス、カルカーブ（Calc.／炭酸カルシウム）、ネイチュミュアがいいでしょう。フォスフォラスは頻繁に大量の鼻血が出て凝血があるとき、カルカーブは多量の鼻血が出て失神してしまうようなとき、ネイチュミュアは鼻をかむと多量の鮮血が出るときに使います。これらはすべて白血病に合うレメディーでもあります。白血病は放射線によって血液ががん状態になって生じることが多いからです。

災害に備えたレメディーと食品

　東日本大震災の被災地では、なかなか新鮮な野菜が食べられなかったようです。このような場合には、壊血病と便秘が問題になってきます。
　壊血病はビタミンCの不足によって生じます。よくある症状は歯茎からの出血です。歯肉が腫れ、歯が抜けることもあります。歯茎だけでなく出血性の障害が体内のさまざまな器官で起こりやすくなります。また、脱力感、体重減少、鈍痛などの症状も生じます。
　壊血病に対するホメオパシーのレメディーは、アーセニカム、チャイナ、マーキュリアスです。アーセニカムは壊血病で粟粒疹があるときに、チャイナは腹痛があるときに、マーキュリアスは全身に斑点があり、その間に発疹や苔癬、ねぶとがある場合にいいレメディーです。
　日露戦争ではロシア軍に壊血病患者が続出しました。野菜不足によりビタミンCやビタミンAが欠乏したためです。当時、ロシア軍の倉庫には大量のダイズがあったのですが、それをスプラウトにして野菜不足を補う方法を知らなかったそうです。被災地でもスプラウトを食べるといいでしょう。
　便秘のときには、チャイナ、グラファイティス（Graph.／黒鉛）、オピューム（Op.／ケシ）のレメディーが役立ちます。チャイナは硬い便が直腸に長時間堆積するときに、グラファイティスは長期の便秘で肝臓部が硬いときに、オピュームは長引く便秘傾向に、それぞれ使います。
　日本豊受自然農では、乾燥野菜やドライフルーツ、クッキーなどの加工品を作っています。これらは万が一のときの備えとしても役立ちます。被災地では乾燥野菜があると便利です。乾燥野菜と味噌に熱い湯を注げば、味噌汁ができます。手軽にビタミンやミネラルを補給できますので、腸の問題もよくなるでしょう。ビタミンやミネラルの豊富な野菜のマザーチンクチャーを持ち歩くのもいいと思います。ドライフルーツもビタミンCやAを補給するために用意しておくといいでしょう。また、全粒粉も大切な栄養源となります。ビタミンB群が多く、マグネシウム、リン、鉄、マンガンなどのミネラルも豊富です。日本豊受自然農がクッキーを全粒粉で作っているのはそのためです。

種と土地を持つことの重要性

　災害を乗り越えた福島から学んだこととして、自給自足の重要性もあげたいと思います。自分で畑を耕し種と土地を持とうではありませんか。
　私が自給自足を力説するのには理由があります。
　私は四国の片田舎で生まれました。私の父は戦争でガダルカナルに行き、銃弾を受けて送り還されました。荒療治をしまして、戦争から8年後、私がまだ母のお腹にいたときに亡くなりました。国からはなぜか遺族年金がもらえず、母親はとても悔しがっていました。母が死んでからわかったことですが、実は町役場の人たちが父の遺族年金で飲み食いをしていたらしく、そのことを聞いた兄は烈火のごとく怒っていました。しかしこれも何かの計らいだったのでしょう。「年金がなくても私たちは強く生きてこれたのだから恨むことはないよ」と兄に言いました。
　母は、私と兄2人に祖母まで抱え非常に苦労していました。それでも生きてこられたのは、母に「負けないぞ」という気持ちがあったことと、種と土地があったからでした。種と土地があったため、私たち家族は最低限食べていくことができました。お金がなくて貧乏をしながらも、食べられるということに私は感謝しました。母のがんばりに対してだけでなく、種があったことに感謝、畑があったことに感謝しました。そして、近くには海があり魚をとって食べることができたことにも感謝です。
　それでも、ときには食べるものがないこともありました。しかし、母はいわゆる「かてもの」、つまり食べられる雑草を知っていました。私の生まれ故郷では戦後に食料難があり、そのときに母は「かてもの」について学んでいたのです。私は母と一緒に雑草を採りに行きました。「これも食べられる」「あれも食べられる」と言って、私たちはそのまま食べていました。サツマイモのツルを食べたこともありますが、とてもおいしかったのを覚えています。
　四国はよく台風に襲われるところです。台風が近づくと海は荒れて、8m超の波が来ることもありました。強風で屋根に穴が開いたこともあります。穴から降ってくる雨にぬれながら、夜中に何度もたらいを代えました。父がいない

32　第1章　災害を乗り越える

わが家には屋根の修復ができる人間も、お金もなかったのです。しかし、穴の開いた天上から見える光り輝く星をとても美しいなあと思いました。台風の後の暑い夜は屋根に布団を敷き満天の星を眺めながらいつの間にか眠りについた、とても楽しい思い出です。このように、四国に住んでいたころは、毎日がサバイバルでした。それでもがんばれたのは、貧乏ながら家族で力を合わせたことと、やはり種と土地があったおかげだと思います。

　ちなみに、故郷の佐田岬半島にも、40年前に原発が建てられました。伊方原子力発電所です。その時、権利やお金のことで村人同士で殺傷事件が生じたこともありました。なぜこの風光明媚な国立公園にわざわざ原発を建てる必要があったのでしょうか。その後、風力発電のための風車も数多く建てられました。おかげで低周波音被害が発生し、地元の人たちは片頭痛などの不調に悩まされています。私が「それは大きな風車の害だよ」と言っても、誰もわかってくれませんでした。とても残念に思いますが、お金のない村にとっては唯一の多額のお金が稼げる原発だったのでしょう。首都の東京だけでなく、国の税金が地方自治体にも十分に行くようにしなければ、危険なものでも受け入れざるを得ないこともあるのです。

慣行農業の問題点と自然農の作物

　農業が大切だという話をしていますが、今の慣行農業には大きな問題がいくつかあります。その一つは、除草剤や殺虫剤、化学肥料などが大量に使われていることです。

　除草剤というのは、もともとは枯れ葉剤です。ベトナム戦争で空中散布した化学兵器と同じものを利用しているのです。当然、除草剤を使う農民の体はボロボロになります。ベトナムでは農家の出生率は低下しており、奇形も多いといいます。それは農薬の問題ではないでしょうか。

　日本のある自治体では、松枯れを防止するために毎年殺虫剤を散布しています。散布すると必ず住民たちの体調が悪くなるのです。鼻血、頭痛、発熱、不整脈、下痢、嘔吐などの症状が見られるといいます。そこで、住民たちは殺虫

剤の散布を中止するように陳情しました。散布が中止されると住民の体調はよくなったのですが、その後また殺虫剤の散布が再開されたそうです。その裏には、誰かと誰かがつながっていて、少数の人たちだけがもうかり、国民が犠牲にさらされているという図式が見えてきます。

　肥料も大きな問題です。大きくて青々とした野菜を作るために、大量の窒素肥料を使用しています。その結果、硝酸態窒素を多く含有した野菜ができます。このような野菜を食べ続けていると、がん、糖尿病、アレルギーの原因になるなど健康に悪影響を与える可能性があります。よく知られているのは、赤ちゃんが硝酸態窒素を過剰にとると、ブルーベイビー症候群になり、チアノーゼを起こすということです。その結果、亡くなる赤ちゃんもいます。元素の特徴として窒素は人間を恨みやすくさせます。人を許さず、何かあれば法に訴えるような人間にしてしまいます。今の社会が恨みやすく訴訟が多い背景には、窒素肥料を大量に投入して作られる作物にも原因があるのかもしれません。

　では、リン酸肥料が多いとどうなるでしょうか。リン酸が多いと亜鉛が吸収できなくなります。亜鉛が吸収できないとDNA合成に問題が生じたり、消化酵素が十分に働けなくなったりします。また、亜鉛が不足すると味覚や嗅覚がおかしくなります。リン酸が多くまかれた野菜を食べていると、神経に障害が発生し得るということを頭に入れておいてください。

　カリ肥料が多く使われ、カリウムが過剰になるとマグネシウムやカルシウムの吸収を妨げます。そのため、そういう野菜を食べていると、子どもたちは骨軟化症になるのではないかと思います。いずれにしても、人工的な窒素肥料、リン酸肥料、カリ肥料をまけばまくほど、それを食べる私たちの体は具合が悪くなるといえるでしょう。

　スーパーのチンゲンサイは、みんな同じ形で青々としていて、根元の部分がふっくらしていません。それに対して、日本豊受自然農のチンゲンサイは色が薄くて不格好で、大きさもばらつきがあり、根元がふっくらしています。日本豊受自然農の作物は規格品ではないので、ものによって大きさが違うのです。人間の場合でも150cmの人もいれば、180cmの人もいるように、チンゲンサイにも一つ一つに個性があるわけです。それが自然農であり、安心、安全な野菜の証拠なのです。

安全な作物は種からこだわる

　現代農業の問題は、農薬や化学肥料だけではありません。種が大きな問題なのです。Ｆ１種とよばれる実質一代限りの作物の種が売られています。Ｆ１種の多くは雄性不稔というおしべのない「男性不妊」の植物です。こういう一代限りの種を作ることで恩恵を受けるのは種屋さんくらいでしょう。雄性不稔は突然変異によってできた、いわば奇形の作物です。雄性不稔の植物に含まれる全ミトコンドリアは「男性不妊」に関係する遺伝子異常なのです。サルは雄性不稔の作物は食べないといいます。ハチもＦ１種の植物の蜜は集めに行かないそうです。動物や昆虫たちは、雄性不稔の作物が恐ろしいものであることを知っているのです。

　雄性不稔の作物を食べていると、人間も精子ができなくなるのではないかと野口種苗の野口さんは言います。日本はとても出生率が低い国です。2012年の東京の合計特殊出生率は1.09しかありません。夫婦二人で1.09人しか子どもができないのです。出生率が低い理由の一つとして、男性の精子の数が激減していることがあると思います。

　それでは実際に、Ｆ１種の作物はどのような害をもたらしているのでしょうか。私の患者で、野菜を食べれば食べるほどアトピーがひどくなるという子どもがいました。その子にいくら適切なレメディーを与えても、野菜を食べるたびに症状がぶり返してしまうのです。

　そこであるとき、一つの実験をしてみました。無農薬で栽培した自家採種の野菜と、無農薬で栽培したＦ１種の野菜を、その子に食べ比べてもらったのです。そうすると、同じ無農薬の野菜であっても、Ｆ１種の場合にはアトピーがひどくなりました。いくら無農薬で栽培しても、種が悪ければダメなのだということがわかりました。この子にはその後、自家採種の無農薬野菜を食べてもらうことにし、それによりアトピーも改善していきました。

　こうしたことが契機となり、私は食を変えるために2007年から本格的に農業を始めました。固定種、在来種を使い、自家採種をしています。種からこだわり、在来種を無農薬で栽培しているところは、それほどないでしょう。さら

にホメオパシーを応用して、レメディーやマザーチンクチャーの入った発酵植物活性液アクティブプラントを使った土作りをしています。ホメオパシー自然農は、植物の自己治癒力を触発させるので、フィトケミカルを多く含んだ、素晴らしい野菜や作物が育ちます。皆さまにもぜひ、日本豊受自然農の野菜や作物を食べていただきたいと思います。

遺伝子組み換え食品の実態

　放射線を照射しての品種改良が盛んに行われています。例えば放射線を照射してできた短いゴボウや小さいダイズなどの品種がありますが、このような不自然な方法でDNAを傷つけてできた、いわば奇形品種を食べて本当に大丈夫なのだろうかと思ったりします。
　遺伝子組み換え作物の開発も盛んに行われています。遺伝子組み換えのジャガイモをラットに与えた有名な実験があります。ラットを２つのグループに分けて、一方には普通のジャガイモを、もう一方には遺伝子組み換えのジャガイモを与えました。すると、遺伝子組み換えのジャガイモを与えられたラットは、体が全体的に小さくなり、肝臓や心臓、特に脳が際立って小さくなって、免疫力が低下、短命という結果が出ました。
　この実験を行ったのは、イギリス・ロウェット研究所のアーパド・パズタイ博士（1930〜）でした。1998年８月、パズタイ博士がその結果をイギリスのテレビ番組で公表すると、世界中で大騒ぎになりました。そのためにパズタイ博士は研究所から停職処分を命じられてしまいました。パズタイ博士にはさまざまな企業や団体、学者たちからの誹謗中傷や脅迫があったといいます。翌年、パズタイ博士の実験には問題があったという論文が、イギリスの学術雑誌『ランセット』に掲載されました。その後、遺伝子組み換え食品には安全宣言がなされているのですが、果たして本当に安全なのでしょうか。
　遺伝子組み換えトウモロコシは、すでにさまざまな食品に使われていますが、ラウンドアップという農薬への耐性遺伝子が組み込まれたトウモロコシに著しい発がん性があることが明らかになっています。害虫抵抗性遺伝子が組み

込まれたトウモロコシは虫が食べないかもしれませんが、虫が食べないものは人間も食べない方がいいでしょう。ナタネも今ではほとんどが遺伝子組み換えです。私たちはいったい、何を食べたらいいのでしょうか。

　イギリスの政治家であるエドマンド・バーク（1729〜1797）は、「悪が勝利を得ることができるのは、善人が何もしないからである」と言いました。私なら「善人」ではなく「日和見主義者」と言います。「悪が勝利を得ることができるのは、日和見主義者が何もしないから」。あるいは、「悪が勝利を得ることができるのは、勇気がなくて自分を守ることばかり考えているから」と言ってもいいでしょう。騒動を起こしてはいけないという価値観にとらわれているから、世の中に悪がはびこるのです。お人よしで、メディアが報道することを信じ、面倒くさいことに巻き込まれたくないという弱い心を持っているから、人々は何もできないのです。原発も、予防接種も、TPP問題も、食と農業の問題も、私たちが何も言わないでいれば自分たちに跳ね返ってきます。そのことを知らなければなりません。

ホメオパシー発酵植物活性液・アクティブプラント

　たとえどのような世の中であれ、私たちが生き抜いていく上で大事なことは、自給自足の生活をすることです。自宅の庭や近くの農地で、農薬や化学肥料を使わずに安心安全な農業を行いましょう。そのときに、ぜひアクティブプラントを使っていただきたい。これは特に福島でとても役に立ちました。

　アクティブプラントは、75種類の植物を3年間発酵させて作った発酵液に、マザーチンクチャーとレメディーをプラスしたものです。ミネラルのレメディーによって、土壌や植物の栄養状態が改善されます。放射線のレメディーも入っていますので、放射性物質で汚染された土壌をきれいにする働きも期待できます。

　実際、2012年に行われた日本豊受自然農主催の「日本の農業と環境シンポジウム」において、マーク・ムーディー氏は、北イタリアに住むエンゾー・ナスタルティー氏の研究結果について発表しました（YouTubeにこのときの発

表の一部がアップされています)。エンゾー氏の住む北イタリアでは、チェルノブイリ原発事故後に放射能量が通常の100倍になりました。しかし、政府の発表では2倍にしかなっていません。2倍の「2」という数字は10の2乗(つまり100倍のこと)の2を使っていたわけです。エンゾー氏は自宅の庭に生えていたキノコをフライパンで蒸し焼きにして炭を作り、それをポーテンシー化(原材料をアルコールで薄め叩くという作業を繰り返すこと)してレメディーを作りました。なぜキノコを使ったかというと放射能を吸収する性質があるからです。そのキノコの炭のレメディーを自宅の庭にスプレーしガイガーカウンターで測定したところ、3日で放射能が40％下がったということです。このようにホメオパシーのレメディーには放射能を下げる働きがある可能性があります。

　話を元に戻しますが、震災直後、福島の果樹園でアクティブプラントをまき、放射線が検出されるかどうか調査をしました。果樹園の場所は原発から70kmほどの場所です。災害発生から約3週間後の2011年4月1日、果樹園の地表では5マイクロシーベルト、空中放射線量は1.8マイクロシーベルト前後を計測しました。その後、その果樹園ではモモの栽培にアクティブプラントを使用していただきました。2011年8月25日、栽培したモモの放射線量を検査機関で測定してもらったところ、放射性ヨウ素(ヨウ素131)、セシウム134、セシウム137は、いずれも検出されませんでした。

　2012年の夏、福島県のある農園では日照りが3週間も続き、果樹の葉がしおれかかっていました。そこで、アクティブプラントを畑にまいたところ、それまで垂れ下がっていた葉っぱがシャキッとして、枝を切り落とさずに済んだそうです。

　このように、アクティブプラントは土壌と作物によい影響を与え、作物の生育を促します。水に薄めてまくだけで手軽に使えますので、ぜひ活用してみてください。

　ちなみに、果樹を栽培するときには、下草として雑草を生えさせてください。雑草は果樹の根元に水分をもたらしてくれる、ありがたい存在です。雑草はできるだけそのままにしておき、もし増えすぎて困るならば地上部だけを刈り取ればいいのです。

体と心を鍛えて希望を持つ

　災害を乗り越えた福島だからこそ知り得たことの三つ目としてもあげた、体と心を鍛えて、どんなときにも希望を持つことの大切さについてお話したいと思います。
　現在の日本では、いつ福島と同じようなことが起きても不思議ではありません。日本には54基もの原発があるからです。しかし、福島の人はそれを必要以上に恐れることはありません。もしまた同じようなことが起きたとしても、福島の人は体も心も強くなっているはずだからです。
　震災の苦しみは福島人を幸せに変えたと言う方が多くいらっしゃいました。人間万事塞翁が馬だと考えたとき、この苦しみは皆さまの心を強くしていることでしょう。また、私たちの体は免疫が高ければ放射性物質を選択的に排出する力をもっています。もちろん程度によりますが、放射性物質への過度な恐れがその力を奪ってしまう一番の要因となります。また外からの放射線に関していえば、紫外線はDNAを傷つけますが適度な紫外線は免疫力を高めることが知られているように、適度な放射線は免疫を活性化させる方向に働くという研究結果もあります。もちろん免疫が低下している人にとっては微量な放射線でも害になりますから、万人によいというわけではありません。
　エチオピア北部にアファールという場所があります。そこは地球で最も過酷な地と言われています。地殻変動によりマグマとの距離が近くて、有毒ガスが噴き出ているからです。ところが、そういう場所にもアファール族という民族が生活をしています。アファール族の人たちは、毒物や薬物に強い代謝促進遺伝子を持っています。普通は１つしかない薬物代謝促進遺伝子を２つ以上持っている人が多いのです。それは、有毒ガスが噴き出す場所に住んでいるために薬物代謝促進遺伝子が増え、環境に適応していったからではないかと思います。過酷な状況で生きていると、人間はそれに適応するためにDNAを変えていけるのではないかと思うのです。
　体を甘えさせると自己治癒力を触発できず、自分をやわにしてしまいます。その点、日本のように春夏秋冬があることはとてもいいことです。私は冬にほ

とんど暖房を使いません。小さなこたつを使うくらいです。夏もほとんど冷房を使いません。このように、寒いときにはぶるぶる震え、暑いときには汗をかくことで、人間の体は鍛えられていきます。

大量の放射線にさらされてきた人類

　実は福島の原発事故による放射線量というのは、それほど大きなものではありません。20世紀、世界では核実験が2,000回以上行われました。アメリカは1,000回以上実施しました。旧ソ連・ロシアも800回近く行いました。近年でも中国で核実験は行われています。これらの核実験による放射性物質の量は、福島の原発事故とは比較になりません。東日本大震災以前から、すでに地球は放射性物質で汚染されているのです。

　実際、核実験が盛んだった1960年代、東京の放射線量は現在の１万倍以上の数値だったといわれています。私たちが子どものころの方が、状況はひどかったのです。当時、甲状腺がおかしくなった人は山ほどいました。

　それなのに、原発事故を起こした福島が悪いと責めるのは、いったいどういうことでしょう。どうして福島を悪者にしようとするのか。アメリカに対してそれを言わなくていいのでしょうか。もっと言うべきだと思います。大気圏を放射線で最も汚したのはアメリカです。それなのになぜ、アメリカは責められないのでしょうか。どうして被害者である福島が責められるのでしょうか。私は不思議で仕方がありません。

　第一、広島や長崎に原爆を落としたのは誰なのですか。アメリカは日本が戦争を終結したいということを知っていたのです。アメリカが核爆弾の威力を知りたくて原爆を落としたにもかかわらず、戦争を終わらせるために仕方なく原爆を落としたのだと言ったりする。戦争をやめようとしない日本が悪い、日本の軍人が悪いと洗脳された結果、日本人はアメリカを責めるどころか自国の日本を責めるようになっているのです。どういうことでしょうか。問題をうまくすり替えられていると思います。日本人はもうお人よしではいられません。本音を言わなければいけない時期がきているのです。

目覚めよ！　日本人

　戦後、日本人はGHQ（連合国軍総司令部）により自由に発言できない時代を過ごしました。GHQは日本国を否定する左翼的な人々を教育者にしました。その人々が、日本人を洗脳していきました。日本が戦争でいかにひどいことをしたかということを刷り込んだのです。学校では、子どもたちが洗脳されていきました。アメリカが原爆を落とさなければならなかったのは、日本人が戦争をやめないからだと教えられました。こうして日本人は罪悪感だらけになり、今でも戦争反対、自衛隊反対と唱えている人たちがいるのです。
　医療費が年間38.4兆円もあるのに、防衛費が4.5兆円しかない（2012年）というのはあり得ないことだと思います。国を守る自衛隊が軽んじられているのではないでしょうか。
　東日本大震災の被災地で最もがんばったのは自衛隊だと思います。自衛隊員のほとんどは「日本人」です。日本を救いたいのです。
　震災の3日後、陸の孤島となった牡鹿半島に、静岡の方が船で食料を運んでくれたといいます。この方も「日本人」です。日本人が死にかけているときに助けてくれるのは「日本人」です。
　震災後、2隻の大きな船が宮城県の南三陸町に来ました。それはアメリカの偵察隊で、食料も何も積んでいなかったといいます。地震と津波の威力がどれほどのものであったかを見に来たのではないでしょうか。このことからもわかるように、アメリカが日本を救うということはあまり期待できないように思います。よく考えていただきたいと思います。
　日本という国が悪い。天皇陛下が悪い。国歌はダメだ。桜はダメだ。そういって、アメリカは日本の精神と文化を叩き潰してきました。国旗も、君が代も、神道の教えも、自然農も、日本家屋も、日本人の勤勉さも、結束力も、自己治癒力を触発する民間療法も、すべて叩き潰しました。そして、私たち日本人は恥ずかしい民族である、罪深い民族である、そう徹底して教えたのが戦後教育です。それに対して、私たちは子どもたちに「君たちは自分を恥に思わないこと。日本人として堂々と生きなさい」と、教えてあげなければなりません。

日本の報道機関で、世界で起きていることを正直に伝えるところは、まずありません。日本の報道機関は、戦後GHQによって何年も検閲され続けてきました。国民に真実を知らせてはならない状態が続いたのです。現在でも、新聞やテレビなどの日本のメディアには情報規制があり、ある一部の人々にとって都合の悪いことは何も言いませんし、何も書きません。そのため、日本のメディアの報道からは、世の中で何が起きているかを知ることができません。私はいろいろな情報を集めていますけれども、それは海外のインターネットを通じてです。私は外国に17年暮らし、メディアの仕事をしていました。ですから、海外はどのような状況にあり、何が言われているのかということを知っています。どういうからくりになっているのか、わかっています。その事実を、皆さんに伝えているのです。

　遺伝子組み換え作物が、すでに日本にも入ってきています。輸入されているダイズやトウモロコシの多くは遺伝子組み換えです。メディアはそれを国民に知らせません。私たちは遺伝子組み換え食品をそれと知らずに食べています。日本の奇形率はあのベトナムを超えているといわれています。これも皆さんは聞かされていません。日本人は流産が多いともいわれています。奇形だから流れるのです。このようなことを知らないままでいいのでしょうか。皆が結束しなければいけないときが来ているのではないでしょうか。

　福島にあったマークI型という原発は欠陥品です。ですからこのマークI型は、アメリカでは使われていません。特に地震のある国では使うことができないものだったのです。今回、そのマークI型の原子炉から放射性物質が漏れたわけです。これは誰の責任なのか、よく考えましょう。

　また薬やワクチン代として10兆円ものお金が海外に流れます。予防接種によって慢性病が作られ、薬が使われます。日本はいかがわしいものを押し付けられ買わされている状況にありますが、そのことは隠ぺいされています。

生かされている命

「我が苦悩こそ神なれ。神こそ我が苦悩なれ」
　これはドイツの神学者マイスター・エックハルト（1260〜1328）が語った言葉です。苦しみや悲しみによって絶望する中で、私たちの魂は鍛えられます。そして人は真に強い人間になっていきます。真に人の苦しみがわかり、真に人を愛することができる人間になっていきます。
　嫌な出来事、悲しい出来事、腹立たしい出来事、つらい出来事、それを愛と感謝に変えていくこと。これは人間が魂を成長させていく上でとても大事なことです。
　震災のときに間一髪で生き残った方々が感じること。それは大いなるものに生かされているという感覚でしょう。この体験を持った人たちは幸せだと思います。順風満帆な人生を生きてきた人たちは、そういう気持ちを持つことができません。苦しみを嫌って、楽をしようとしてきた人も、その感覚を持つことができません。苦しみがあるからこそ、私たちは感謝をすることができます。感謝がなければ信仰心を持つことはできません。いかなることにも感謝する心があるからこそ、信仰心ができるのです。
　2011年4月、私は宮城県仙台市若林区を訪ねました。町は津波に飲み込まれて、がれきの山ができていました。その一角に、古い神社が堂々と残っていました。

　誰がこの神社を潰さなかったのだろう。
　誰があなたを救ってくれたのだろう。
　誰があなたの背中を押してくれたのだろう。
　誰があなたのわきをもって、あなたを生かしてくれているのだろう。

　あなたは一人で生まれたのではない。一人で死ぬのでもない。あなたは命を与えられたのです。その命が君に「生きなさい」と言っているわけですから、一生懸命あなたの人生を生きてください。

今があることに感謝

　私はもうすぐ60歳になります（講演当時）。由井家に生まれて貧乏の中でもがき苦しみ、60年間さまざまな困難を乗り越えてきました。そしてたどり着いたのが、幸せに生きるための7つの人生哲学です。

　一、乗り越えられないものは来ない
　二、原因と解決は自分の中にある
　三、今あるものに感謝し、今が幸せだと思う
　四、自分を愛し、許す
　五、信仰心　目に見えないものに助けられている
　六、こうして命あるのはすべてのおかげ
　七、皆で結束力を高めて助け合おう

　福島の皆さま、この苦しみを感謝に変えていきましょう。そのために自分を許し、自分を愛しましょう。自分を許し、愛せるようになると、自分の人生に感謝できるようになり、人生そのものを愛せるようになります。
　人生、いろいろなことがあります。本当につらいことばかりで大変だったと思います。でも、こうして生きているのは素晴らしいことだと思います。

　ホメオパシーの恩恵がすべてに降り注がんことを！
　万物生命、その存在自体に感謝し、
　命そのものを生きられんことを！

第2章　マテリア・メディカ

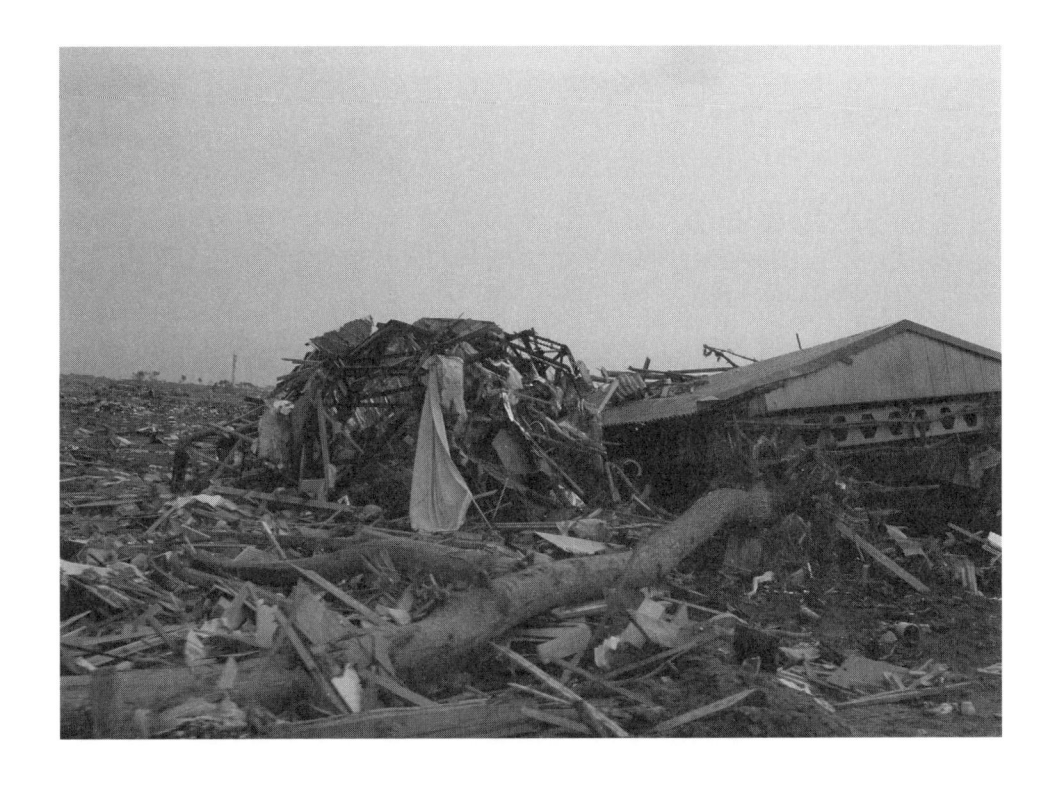

★ Aconite
Acon.（アコナイト／ヨウシュトリカブト）

テーマ：PTSDや恐怖の体験を乗り越える

精　神：
- 死への恐怖。死が近づいてくる、と恐れる
- 不幸に遭遇するのではないかという恐れ
- びくびくとした不安。窒息の危険を伴う
- 極めて驚きやすい
- ほんのわずかな物音にも耐えられない

身　体：
- 心臓不全　　・呼吸困難　　　・急性の炎症
- 炎症性の熱　・紫色の湿疹。あせも
- 震え。硬直とともに発汗
- だみ声。震えた声

場　所：心臓。血管。呼吸器。精神。目。肝臓
悪　化：いら立たしさ（怒りと恐怖を併せて味わった人）。汗でぬれる。ガタガタ振動させる。冷たい風の中で。音・音楽
好　転：ワイン
解　説：
　アコナイトはキンポウゲ科の植物です。キンポウゲ科の植物にはたいてい毒がありますが、このアコナイトも猛毒です。アコナイトの花はとてもきれいで袋状の形をしていますが、こういう花の形をした植物には毒があることが多いです。
　アコナイトは和名をヨウシュトリカブトといいます。トリカブトという名前は、日本の民俗芸能で使われる鳥兜（とりかぶと）という装具に由来します。神社や仏閣で行われる舞楽では鳥兜をかぶって踊りますが、トリカブトの花は

それと形がよく似ています。

　トリカブトの葉は、春の山菜であるニリンソウとよく間違われます。そのため、誤ってトリカブトの葉を食べて死亡するという事故が起こります。特に春先は花が咲いておらず、見分けにくいので注意しなければなりません。

　日本ではトリカブトの毒を毒矢に使っていました。その一方で、トリカブトの毒は薬にも使われていました。世界で初めて麻酔薬を作ったのは、日本人の花岡青洲（1760～1835）です。その麻酔薬は「通千散（つうせんさん）」といい、トリカブトが含まれていました。

　トリカブトの毒の成分はアコニチンです。アコニチンには、鎮痛作用や局所麻酔作用、自律神経の遮断、心臓の不整脈を起こすなどの働きがあります。また、アコニチンは脳への毒性が強くて延髄と脊髄を刺激します。知覚神経が麻痺することで呼吸困難になり、最終的には窒息死に至ります。

　人間は水がなくても何日かは生きられるでしょう。食べ物がなくても２週間くらい生きられるかもしれません。しかし、呼吸が止まれば２分で死にます。この大事な呼吸をつかさどる延髄にトリカブトの毒は作用します。

　ですから、アコナイトのレメディーの特徴として、呼吸ができないという点を頭に入れておいてください。例えば、びっくりして息が止まるときには、すぐにアコナイトをとりましょう。また、迫りくる死を感じて慌てているというのが、アコナイトのテーマです。

　ハーネマンがトリカブトを用いてプルービングをしたところ、「死が近づいてくると言って恐れ、嘆く」、「不幸に遭遇するのではないかという恐れ」という信念の病気が出てきました。それ以外にも、「大慌てでさまざまなことをし、家中を走り回る」、「慰めようのない不安、惨めに泣き、嘆き、不快な出来事について文句を言う」、「ほんのわずかな物音にも耐えられない」、「極めて驚きやすい」といった徴候がありました。

　身体面に関しては、ぶるぶる震えたり、硬直したり、冷や汗が出たりする場合にアコナイトが合います。また、汗をかいたり、雨に降られたりしてぬれることで悪化するという特徴があります。アコナイトの人は冷えることでも悪化します。声がわなわな震えて、何を言っているかわからないというのも、アコナイトの特徴です。

★Apis + Suzumebachi + Chadokuga
Apis（エイピス／ミツバチ）
Suzumeb.（スズメバチ）
Chadok.（チャドクガ）

　エイピス、スズメバチ、チャドクガ。刺されるとヒスタミンが出る３つの昆虫のレメディーを一緒にして使います。

エイピス・スズメバチ

テーマ：自分は死ぬと思う。痒み（ヒスタミン）

精　神：
・自分は死ぬと思う感覚
・空を飛ぶ夢
・心配事から四苦八苦する夢
・落ち着きがない
・１カ所にいられない
・仕事の心配から来る苦しい夢（ワーカホリック）

身　体：
・大きなみみず腫れに覆われているじんましん
・全身の腫れ（目、鼻、喉、精巣、手足など）
・虫刺され。刺痛
・丹毒。顔が紫色になる
・腎臓障害
・膀胱炎
・全身が敏感。尖ったものに敏感

場　所：皮膚。関節。腎臓。膀胱

悪　化：暑さ。そっと触れる。妊娠中。排尿
好　転：うつぶせで横たわる。こする
解　説：
　エイピスはセイヨウミツバチのレメディーです。セイヨウミツバチの働きバチは、巣の掃除をして、幼虫を育て、花の蜜を集めて一生を終えます。女王バチの寿命は３、４年あるのですが、働きバチは通常１、２カ月、冬場は６カ月くらいで死んでしまいます。その間、働きバチは働きに働くわけです。
　人間がハチに刺された場合、ひどい腫れや、痒み、痛みが生じます。セイヨウミツバチやスズメバチの毒成分は、ヒスタミン、ドーパミン、ノルアドレナリン、メリチンなどです。ハチ毒は肥満細胞に作用してヒスタミンを遊離させるほか、血圧降下、平滑筋収縮、組織破壊などを引き起こします。アナフィラキシーショックを起こすこともあり、日本では毎年30人ほどがハチ毒で死亡するといわれています。
　ですから、エイピスとスズメバチのレメディーは、腫れや痒み、痛みなどの症状を治癒へと導きます。それも、できるだけヒスタミンが放出されているうちにレメディーをとることが大事です。
　エイピスはワーカホリックで忙しく働く人に合うレメディーです。自分を省みずに他人の世話を焼くことで精一杯。でも、働きすぎた後は意識が散漫になり、鍋を落としたり、お茶わんを割ったりすることがあるような人です。こういう人は、忙しい中にも自分を見つめて、次に何をするべきかをよく考えた方がいいと思うのですが、しばしば混乱してしまう傾向があります。とても神経質で落ち着きのない人です。一方で他人を支配したがる傾向もあったりします。
　エイピスの人は、空を飛ぶ夢や、心配事から四苦八苦する夢をよく見ます。災害に遭った人は、夢の中でも災害に遭い、がれきの中から一生懸命這いずり出るような夢を見ることがあるそうです。そういうときにエイピスのレメディーをとってください。
　また、自分は死ぬという感覚を持つとき、エイピスのレメディーが必要となります。ただ、同じような信念は、アコナイトやアーセニカムのレメディーの特徴にも見られるので、使い分けを考えなければいけません。アーセニカムは

冷えている人、エイピスは熱い人、温かい人、アコナイトは冷えていながら熱をもっている人にいいでしょう。

エイピスは、腎臓障害と全身の腫れによく使われます。髄膜炎による脳浮腫、脳炎、卵巣のう腫、関節の腫れ、目、鼻、喉、精巣など、あらゆる部位の腫れに用いることができます。エイピスはアレルギーにもよく、みみず腫れになるようなじんましんに使います。また、暑さによって悪化する傾向がある人に合うレメディーです。

チャドクガ

テーマ：憎しみの想念、蕁麻疹のような湿疹

解　説：
　チャドクガは日本の毒蛾です。幼虫はツバキの仲間の葉だけを餌にしていて、放置していると樹木一本丸ごと葉を食べられてしまいます。幼虫の体長は25mmほどですが、50万本以上の毒針毛（どくしんもう）という毛に覆われています。この毛に触れると皮膚がかぶれます。さらに一度被害に遭うと、二度目からはアレルギー反応を引き起こすようになります。ひどい場合にはアナフィラキシーショックを起こすこともあります。
　以前、京都にあった校舎でチャドクガが大発生したことがありました。京都の校舎では庭や垣根にツバキをたくさん植えていたので、そこにチャドクガが集まったのです。
　そのとき、私と社員がチャドクガに刺されました。社員は全身じんましんだらけになり、さらにもともと持っていた喘息がぶり返して寝込んでしまいました。私も腕がかぶれてぶつぶつとした発疹のようになり、とても痒かったです。
　5月ごろ、垣根の剪定をしようとすると、チャドクガの幼虫が一面を覆っていることがあります。そういうときは、必ずチャドクガのレメディーをとってから垣根に近づくことです。
　こういう害虫が増えるときは、いろいろな人の想念が影響している場合があ

ります。災害の被災地でも、数多くの亡くなられた方が無念で天に上れずにいると、害虫が増えることがあります。

チャドクガのレメディーをとっても、あまりよくならない場合は、強い呪詛の念が来ているのかもしれません。その場合には、エイピス、スズメバチ、チャドクガのレメディーをとりながら、祝詞や一切成就祓、般若心経などを唱えると、一気に症状が引いていくことがあります。祝詞や般若心経のレメディーをとるのもいいでしょう。

それから、子宮頸がん予防ワクチンを接種された方は、このチャドクガのレメディーをとられることをおすすめします。子宮頸がん予防ワクチンには、ガの細胞で培養されているものもあり、ガの成分も混入していると考えられるからです。もちろん、こういうワクチンを接種したならば、ホメオパスの健康相談を受け、子宮頸がん予防ワクチンのレメディーを使うことがとても大事ですが、まずはチャドクガのレメディーを試してみてください。

チャドクガによるかぶれに限らず、何にかぶれたかわからないけれども皮膚が腫れあがっているとき、チャドクガのレメディーや、エイピス、スズメバチとのコンビネーションレメディーをとってみることをおすすめします。

★ Arnica
Arn.（アーニカ／ウサギギク）

テーマ：傷を癒し、自分自身を取り戻す

精　神：
　・現在と未来への不安と憂慮
　・不安に襲われることを恐れる
　・絶望
　・自分は殴打されると思い込む
　・仕事をしたくないが、腕力の要らない事務的な仕事は好んでやる
　・不安な夢（虐待、雷雨、動物）

身　体：
- ・事故や衝突。殴打。傷。重い物を持ち上げたとき
- ・出血（斑状出血）。鬱血
- ・打撲傷。打撲したような痛み
- ・筋肉の引きつり。圧迫痛
- ・静脈瘤
- ・皮膚のしみ（青色、緑色、黄色）
- ・虫がはうような、むずむずする感覚

場　所：心臓。血管。筋肉。皮膚。胃腸
悪　化：打撲。損傷。切り傷。激しい出血。筋肉のひねり。振動。疲労。虫刺され。泣く
好　転：頭を高くせずに横たわる、飲み込む
解　説：
　アーニカはウサギギクのレメディーです。ウサギギクはキク科の高山植物です。高山は寒いですが気圧が低いために気温が下がっているだけで、実は太陽光線の強い場所です。ウサギギクはそういう場所を好んで生え、太陽から降り注ぐエネルギーの影響を強く受けている植物です。
　ウサギギクは少量を薬としてとると、心臓機能を活性化させます。血圧がぐんと上がり、循環がよくなります。反対に、大量にとると心臓機能が低下、循環が悪くなります。呼吸機能も低下します。瞳孔が拡張して、頭痛がし始めます。そこから、ボンボンと脈打つような頭痛にアーニカのレメディーは合うのです。
　アーニカは昔から、登山家が山の中で疲れたり、事故に遭ってけがをしたりしたときに使われていました。人生の中で、誰でもけがや事故を経験するでしょう。私たちがお尻を打ったり、頭を打ったりしたときのために、神様はアーニカを用意してくれたのです。体を酷使したときには、必ずこれを使うこと。肩こりや腰痛にもいいです。
　アーニカの信念の病気は、「現在と未来に対して不安に満ち憂慮する」というものです。先々を心配しながら生きている人に合うレメディーです。そこで私は東日本大震災の直後、PTSDサポートのレメディー（⇒p.129）を作った

ときに、アーニカを入れたのです。アコナイト、アーニカ、アーセニカム、この３つは最も大事なレメディーだと思いまして、コンビネーションにしてJPHMAからすぐに被災地へ送りました。

精神面でアーニカが合うのは、自分に厳し過ぎるあまり、心臓発作で死ぬまで働くような人です。だから私もアーニカがよく効きます。以前の私は、自分の体なんてどうでもいいと思って働いていました。今はもっと自分を労ってあげようと思っていますけれども。

長期にわたるトラウマを抱える人に、アーニカはとても大事なレメディーです。人生で傷つけられたと感じる人に対して、体と心の両方のトラウマに使います。何度も事故やけがをしてきた人や、何度も同じ場所を強打してきた人は、アーニカをとりましょう。

アーニカの原物質にはシリカが含まれています。シリカは皮膚や骨、結合組織にかかわります。がんを作りやすい傾向の人は、体内にシリカが少ない場合があります。がん患者で抗がん剤を投与されて体が重い人や、体に打ち抜かれるような痛みを感じている人がいれば、アーニカのレメディーが役に立ちます。

また、アーニカは身体的な倦怠感から悪化、打撲から悪化、胸やリンパ節、腺などの軟組織を強打してから悪化するケースにも合うレメディーです。

私の患者さんで、子どものころに親から殴られ、蹴られという虐待を受けていた人がいました。この人が打撲をしたのでアーニカをとってもらったところ、目の周りが真っ青になり、「痛いよ、痛いよ」という子どもの声が聞こえてきて、「やめてよ、お父さん！」という言葉が、自分の中からポッと出てきました。それと同時に、頬を殴られたり、蹴られたりしたことを思い出したそうです。

子どものときは、とにかく逃げることに必死で痛みを感じることもなく、青あざを作ることも、打撲することもなかったといいます。それが30年経って、やっと青あざを作り、痛さも感じて、「やめてよ」と言うことができたのです。

こういう虐待を受けている人にもアーニカをおすすめします。アーニカは傷を癒し、自分自身を取り戻すレメディーです。

★ Arsenicum
Ars.（アーセニカム／三酸化ヒ素）

テーマ：人生には価値がない、投げやりで失望している

精　神：
- 人生がつまらないものに思える。人生に価値はないと思っている
- 自分の人生に絶望する
- 失望して泣きながら、もうどうにもならない、死ぬしかないと思う
- 不安をかき立てるような考え（死の不安、親類に何か悪いことが起こる、知人の死んだ姿が見える）
- 死の夢。不安な夢（暗闇の夢、雷雨の夢）

身　体：
- 冷え。寒け
- 嘔吐。下痢。胃腸の問題
- 潰瘍（黒色、がん性の）
- 発疹（黒色、白色、帯状疱疹）
- 青白い顔。やせ衰える。ひどい衰弱感
- 焼けるような痛み。灼熱感

場　所：胃腸。皮膚。呼吸器。血管
悪　化：閉め切った部屋。たばこ。アイス。古いチーズ・ソーセージ・ワイン。早く飲む
好　転：コーヒー。温かい水を飲む。人中で
解　説：
　アーセニカムは猛毒のヒ素から作られたレメディーです。ヨーロッパの王族たちは、このヒ素によって何人も暗殺されたといわれています。
　ヒ素を摂取したときの急性症状は、初めに食道や胃などの消化管で焼けるような痛みが生じます。そして、激しい吐き気と嘔吐が起こり、出血性の下痢で粥状の便が出ます。喉の渇き、少量の血尿、早くて弱い脈、息切れなども生じ

ます。致命的な場合は昏睡状態になって、死に至ります。

秦の始皇帝（前259〜前210）は、不老長寿のためにヒ素と水銀、硫黄をとっていたといいます。それに対して、ホメオパシーではヒ素をそのままとるのではなく、希釈振盪してとります。

ハーネマンたちがプルービングをしたところ、アーセニカムのレメディーには次のような特徴があらわれました。

身体的な特徴では、まず寒さとともに発汗が見られました。この点はアーニカによく似ています。また、寒けだけでなく震えも見られました。体温が低下したとき、例えば低血糖でぐっと体温が下がったときには、カプシカム（Caps.／トウガラシ）とともにアーセニカムをとってください。ほかに、じめじめと湿った気候で悪化する傾向もあります。

精神面での徴候には、「晩、寝床の中で、不安をかき立てるような悲しい考えがわいてくる。例えば、親類に何か悪いことが起こるかもしれないと」、「一日中、自分に不満で極めて不機嫌。自分は十分に力を尽くしていないと思い、自分を極めて辛辣に責めた」、「心配でたまらない夢。目が覚め、また寝入ると同じことに関する夢を見る」というものがあります。ですから、災害で子どもを亡くした親が、子どもたちにどうしてあげればよかったのかと、辛辣に自分を責めるときにアーセニカムのレメディーは助けとなるでしょう。

人生が面白くなく、不安や恐怖がいっぱいあるときには、このアーセニカムをとってください。私も潰瘍性大腸炎でアーセニカムを処方され、ドカッと生きられるような人間になりました。

災害でも何でも、来るものは来ます。来たときにはしっかり受け取りつつ、現実を見ながら、知恵を使って乗り越えて行くことが大事です。それに対して「いつ来てもいいや」という気持ちにさせてくれるのがアーセニカムです。

来るものは用事があって来ます。大きな災害が日本で起きたのも、用事があって来たと考えるしかないと思います。神様はときどき非情なことをされます。神々の中には荒神（あらがみ）という神がいて、時として多くの人を気づかせるために、人の命を召し上げることがあるのです。神様や仏様は、お地蔵様や悲母観音のような存在ばかりではないということを、頭に入れてもらいたいと思います。

★Belladonna
Bell.（ベラドーナ／セイヨウハシリドコロ）

テーマ：熱。火。火事の夢を見る

精　神：
- どこにいても落ち着けず、逃げ出さなければならない気がする
- 家が火事で燃えているという幻覚
- 生活にうんざりし入水自殺したい
- 精神錯乱（うめく、かみつく、つばを吐く）
- 幻覚が見える（犬、死神が見える）

身　体：
- 激しい痛み（拍動痛、疼痛、ズキズキする痛み）
- 高熱（赤く、熱い、脈打つ）
- 猩紅熱（猩紅熱様の発疹）
- 感覚異常（ネズミが走るようにむずむずする感覚）
- 目の問題（瞳孔拡大、視覚異常、光過敏）

場　所：血管。神経。目。頭部。精神
悪　化：頭がぬれる。頭が冷える。髪を切る。腐ったソーセージ。日焼け。水を見る。光るものを見る。そっと触れる
好　転：まっすぐ前方を見る。頭をもたせかける。手を当てる。硬いものの上に横たわる
解　説：
　ベラドーナはイタリア語で「美しい女性」という意味です。ベラドーナの点眼薬をさすと、目の瞳孔が開いてキラキラすることに由来します。白黒映画の時代、ほとんどの俳優たち、例えばバスター・キートン（1895～1966）やチャーリー・チャップリン（1889～1977）は、ベラドーナを使うことで、ガラスのようにキラキラと光る瞳を演出していました。また、ベラドーナには「死

の夜の影」という別名もあり、夜を好み太陽を嫌う植物として知られています。

中世ヨーロッパでは、ベラドーナは毒薬として知られていました。魔女が呪いをかけるときや、幻覚を起こすときにも使われていたといいます。呪いをかけられて死んだ多くの人たちの意識が、このベラドーナの中には入っているのかもしれません。

ベラドーナはナス科の植物で、アトロピン、ヒヨスチアミン、スコポラミンなどの成分が含まれています。これらの成分は、瞳孔を拡張し、体温を上昇させ、呼吸数を増やし、鼻や口の粘膜を乾燥させます。速く脈打つような鼓動、高血圧、脳内の鬱血による幻覚や妄想を起こします。

原物質のベラドーナを多量にとると、最初は妄想が見えて暴れます。そこでバイタルフォースが働き、自己治癒力が触発されると、ベラドーナを排泄しようとして暴れているのを止めます。さらに、反作用が起きて低血圧になり、最終的には昏睡状態になって心臓を止めてしまいます。ベラドーナの毒で死ぬ場合、この反作用で死ぬことが多いのです。

ベラドーナには、「戸外を歩行中、泣きたくなるような不安に襲われる。生活にうんざりしており、入水自殺したい」という信念の病気があります。入水自殺を止めるために、ベラドーナのレメディーは必要です。

ベラドーナのプルービングで、「夢の中にいるような幻覚のため叫ぶ。家に帰らなきゃ、家で何もかもが燃えているんだ、と叫ぶ」という人がいました。火、やけど、日焼け、高熱、とにかく血が沸騰するような感じ、精神的に半狂乱になっていて何もかも燃えているかのような妄想や幻覚、というのがベラドーナの特徴です。

また、「犬が近づいてきてかむのではないかと思う」とか、「死神が近づいているといって怖がる」ような妄想にもベラドーナです。特に子どもが高熱を出して、「お母さん、そこに幽霊がいるよ」などと言うときに合います。

そのほかにも、「心臓の周りに大きな不安」、「泣きたくなるような恐怖」、「極めて投げやり、数時間続く。殺されても全然かまわないという気分」、「無関心。何にも心動かされない。数日後、非常に敏感で怒りっぽくなる。何に対しても喜びがない」という徴候が見られる場合にもベラドーナがいいでしょう。

身体的特徴では、全体的に痛みによいレメディーです。歯が痛くても、関節が痛くても、まずベラドーナをとってみてください。特に歯がボンボン打つように痛む、生理痛で下からボンボン打たれるようだ、頭がボンボン痛む、目がボンボンと痛む、そういう拍動痛にはベラドーナを使いましょう。喉でも、膝でも、肩でも、どの部位でもいいです。引き裂くような痛みにも合います。

赤く熱を持っているときもベラドーナをおすすめします。ベラドーナの人は、そっと触れられることを異常に怖がります。痛みがあるので触れられることをとても嫌がるのです。「私に触らないで！」というのはアーニカの特徴ともよく似ています。

また、腐った物を食べた後に具合が悪くなった人、例えば旅行先でとった食事で下痢をしてしまい、それ以来ずっと調子が悪いというときにもベラドーナが合います。

ベラドーナの人は髪の毛を切り、頭が冷えると悪化します。頭がぬれた後から全体的に体調が悪くなることがあります。よく頭に水がかかるのを嫌う子どもがいますけれども、それもベラドーナの特徴をあらわしているかもしれません。

★Borax
Bor.（ボーラックス／ホウ砂）

テーマ：地震の揺れに対する不安、不安からくる突然の下痢

精　神：
- 突然の驚き
- 怖がり（感染に対する恐怖）
- 激昂し、立腹し、物事を悪くとる
- 周囲を非難する
- 仕事に気乗りがせず、強制的でないとしない
- 不安で母にしがみつく乳児

身　体：
 ・大きな音や揺れで悪化。下に向かう動きで悪化
 ・不安からくる突然の下痢
 ・ヌルヌルした分泌物（痰、鼻水、便、おりもの）
 ・鵞口瘡
 ・口内炎
 ・クモの巣のような感覚

場　所：精神。腸。粘膜。口腔。歯
悪　化：果物（特に洋ナシ）。音。銃声。メガネをかける。揺らす（下方への運動）。凍傷
好　転：たばこ
解　説：
　昔、小児科ではアフタ性口内炎で母乳が飲めない赤ちゃんに、ホウ酸を塗っていました。同じように、ホウ砂のレメディーであるボーラックスも、口内炎など粘膜の炎症に対して用います。
　ボーラックスの特徴は、揺れから悪化することです。特に上から下へ降りるような、ドンという揺れです。ボーラックスの子どもは、ジェットコースターやブランコに乗ることができません。乗ると具合が悪くなったり、泣き叫んだりします。
　そこから、ボーラックスは地震の揺れに対する不安に使えるレメディーだといえます。これは地震の多い国に住む、私たち日本人に必要なレメディーだと思います。
　以前に私の患者さんで、子どものころに大きな地震に遭い、たまたま溝に入ったことで助かったという人がいました。その人は、その後ちょっとでも揺れを体験すると怖がるようになりました。やがてその人が出産をすると、生まれてきた子どもは親であるその人と同じように揺れに弱く、すぐに酔ったり吐いたりしたそうです。こういうケースにはボーラックスが必要です。地震の揺れに対する恐怖を一枚ずつはいでいき、親の代から早くきれいにしていかないと、子孫もまた揺れを恐れるようになっていくと思います。

東日本大震災のとき、足まで津波に飲み込まれた子どもがいました。その後、夜中になると、その子は「お母さん、波が来ている！　波が来ている！」と泣き叫んでいたといいます。津波に襲われたトラウマが癒されていなかったのです。母親はアコナイトとアーセニカムを与えていたのですが、全然効かなかったそうです。そこで、その子がどのように生まれたかを母親に聞いたところ、引っ張られて生まれたというので、私はボーラックスをとらせました。こういうときにボーラックスはとてもいいレメディーです。

　ボーラックスは、魂がこの世に生まれるとき、神様にポンと押されて「ワーッ」と落ちながら「自分は生まれたいと思っていなかった」と言う人のレメディーだといわれています。

　ボーラックスの人は怖がりで、突然大きな音がしたりすると、非常に驚くことがあります。ハーネマンたちのプルービングによると、ボーラックスの精神的な徴候には、「びくびくとした不安、衰弱感と両足の震えと動悸を伴う」、「感染に対する嫌悪と恐怖」、「激昂し、立腹し、物事を悪くとる」、「仕事に気乗りがしない、どうしてもしなければならないことだけ、強制的にでないとしない」というものがありました。ボーラックスは宿題があってもなかなかできないような学生にいいと思います。

　ボーラックスは不安からの突然の下痢にも合います。例えば乗っていた電車が事故やトラブルで止まると、途端にお腹が痛くなる人がいます。私も自宅で食事をしたときは下痢をしませんが、レストランで慣れないものを食べると、すぐに下痢をします。外食のたびに下痢をするのではないかと思っていると、案の定また下痢になってしまいます。ボーラックスはそういう不安からくる突然の下痢にいいレメディーです。

　ボーラックスの人の特徴は、分泌物がヌルヌルしていることです。痰、鼻水、おりもの、すべてが粘液性です。便もヌルヌルして刺激性です。

　また、ボーラックスは骨を強くします。虫歯がある場合、最初にとるといいレメディーです。骨サポートだけではなく、ボーラックスも合わせてとりましょう。

★Calendula
Calen.（カレンデュラ／キンセンカ）

テーマ：傷や潰瘍を癒す。ホメオパシー版抗生物質

精　神：
・精神的な傷・トラウマ　　・不機嫌で怒りっぽい
・過敏でいら立っている　　・几帳面

身　体：
・傷・けが。特に傷口が開いている。治りが悪い。術後
・潰瘍。口内炎　　　　　・やけど。化膿。ケロイド
・湿気でかぜをひきやすい

場　所：皮膚。粘膜。喉
悪　化：湿った曇りの日。寒さ。煙。傷。首を横に曲げる。運動
好　転：歩きまわる。もしくは体を全く動かさず横になる
解　説：
　カレンデュラはマリーゴールド、聖母マリアの花とも呼ばれています。鮮やかな美しいオレンジ色の花ですが、墓地やごみために生えていることもあり、不死や再生の象徴とされています。生命力が強い植物で、一年を通じて花が咲きます。
　カレンデュラにはカルシウム、カロチノイド、サポニン等の成分が含まれていて、収れん作用、抗菌作用、抗炎症作用があります。特にカロチノイドが多く、皮膚の再生を促す働きがあります。歴史的にも傷の癒し、感染症、出血、やけど、皮膚湿疹などに用いられてきました。腸の傷や炎症、授乳で乳首が傷ついたときなどにも使います。特に、湿った部位に潰瘍ができる場合に合います。例えば、ネコはよく肉球を舐めていますが、そこに潰瘍ができたときにはカレンデュラのクリームを塗りましょう。
　カレンデュラはキク科植物ですが、私たちがよく使うキク科植物のレメディ

ーとして、カレンデュラ、アーニカ、ベリスペレニス（Bell-p.／ヒナギク）、エキネシア（Echi.／エキナセア）、ミュルフォリューム（Mill.／セイヨウノコギリソウ）があります。

　カレンデュラには、皮膚や粘膜の細胞再生作用や抗菌作用があります。アーニカは血管に作用し、血液循環をよくします。ベリスペレニスは深い組織の傷、例えば子宮や胸の奥の傷などに合います。ですから、帝王切開したときにはベリスペレニスがおすすめです。エキネシアは敗血症になるような血液の炎症、インフルエンザにかかったときの炎症などにとてもいいです。ミュルフォリュームはけがをしたときや血液循環が悪いとき、熱が上がってしまうときに使います。このような場合、キク科植物のレメディーやマザーチンクチャーをとりましょう。マザーチンクチャーは、お風呂にも入れましょう。

　カレンデュラの人は、簡単に傷ついて痛む傾向があります。ちょっとばかりの打撲でもよく「痛い」と言います。そこにあるものは自分の体と心に対する自信のなさです。自己治癒力を信頼することができないのです。そのため心気症的になり、他人への思いやりがなくなる場合があります。そういうときに、聖母マリアの花であるカレンデュラをとることで、思いやりをもてるようになるのです。

　カレンデュラは自己治癒力を活性化し、傷の治りを早めます。開いた傷口、外科手術後の傷口などをきれいにします。床ずれにもいいですし、胃腸の潰瘍や口角炎にも使います。

　カレンデュラの花は、太陽を追いかけて向きを変えます。あたかも太陽を見ながら成長しているかのようです。このような性質から、カレンデュラは曇りの日になると症状が悪化する傾向に合います。太陽が出ないと鬱になったり、傷の治りが遅かったり、すぐにかぜをひいたりする人は、カレンデュラを使うといいでしょう。カレンデュラはホメオパシー版抗生物質とも呼ばれており、湿気でかぜをひきやすい傾向の人には特に合います。

　私は夜、カレンデュラのマザーチンクチャーとアクティブプラントを入れた酵素風呂に入っています。これはとても体が温まります。その後に水をかぶると、今度は自分の力で体が温まってきます。この温冷交互浴というのは、まさしく作用・反作用の法則であり、体の冷えている方におすすめです。

★Carbo vegetabilis
Carb-v.（カーボベジ／木炭）

テーマ：酸欠状態。幽霊を怖がる

精　神：
- 夜に幽霊を怖がる
- 神経質
- 泣きたくなり、絶望する
- 短気で自暴自棄。拳銃自殺したがるほど

身　体：
- 酸欠状態
- 不安から呼吸困難になる
- 刺し傷。とげによる傷。傷口が開きやすい
- 発汗の後に寒け
- 鼓腸。湿って温かいおなら
- 震えと衰弱感。疲労困憊

場　所：呼吸器。消化器。循環器（血管、血液）
悪　化：音読。歌う。腐った肉や魚。塩味の食物。刺し傷（とげ）。歯みがき。うがい。立ち上がる
好　転：きらめく光の中
解　説：
　カーボベジは、木炭のレメディーです。原料の木炭はブナやシラカバの木を蒸し焼きにして作ります。蒸し焼き＝不完全燃焼のため、木は酸欠状態ということになります。そこから、カーボベジの特徴は酸欠であることがわかると思います。
　不安から浅い息をしてしまう人は、もっとリラックスする必要があります。

肩の力を抜いて腹式呼吸をしましょう。肩が上がってハアハアと息をしていては、深呼吸はできません。そういう状態に合うのがカーボベジのレメディーです。

　震災後、福島では深く息を吸わない人たちが多くいました。息を吸うと放射性物質が気管支の奥まで入ると思っていたからです。そのために酸欠状態が続いていて、だるくて仕方がなかったそうです。そこで、福島のホメオパスがカーボベジを与えたところ、調子がよくなっていきました。ある人は「空気がこんなにおいしいとは」と言ったそうです。その気持ちはわかります。浅い呼吸では自己治癒力が低下します。そうなると放射性物質を排出する力も低下してしまいます。

　カーボベジの人はとても神経質です。日暮れや暗闇になると妙に恐れが出てくることがあります。夜中に幽霊を見ることもあります。幽霊が見えるという子どもにはカーボベジをとらせてください。大人の場合も同様です。

　以前、誰かがそばにいないと眠れないという人がいました。その人は、一緒に住んでいたお母さんに死なれてしまい、もう40歳になるのに誰かそばにいてほしくて、結婚をし、奥さんのそばに寄り添って寝ているということでした。その人は、夜になると幽霊の気配がして仕方がなかったそうです。そこでカーボベジを与えたところ、とてもよくなりました。

　カーボベジの精神に関する徴候には、次のようなものがあります。
「毎日午後、落ち着きのなさと不安のため、全身が震え、まるで大変な犯罪を行ってしまったような気がしてつらく、泣き崩れた。路上や見知らぬ人の前でさえ」

　それ以外にも、銃で自殺したくなるとか、腹を立てやすい傾向があるなどの徴候があります。

　身体的な特徴では、刺し傷にも、とげによる傷にも使うことができます。とげが刺さったときにシリカのレメディーをとってみて、それでもとげが出なかったらカーボベジをとってみてください。地震で割れたガラスが刺さってしまったような場合、この2つのレメディーをとりましょう。

　カーボベジは、傷口が開きやすい傾向に合います。一度は閉じた傷口がまた開いてしまったとき、カーボベジ、カレンデュラ、ソーファーの3つのレメデ

ィーをコンビネーションにして使ってみてください。傷口が治りにくく、ケロイドになってしまったり、閉まった傷口が硬くなったり、蚊に刺されたあとが膿んでなかなか治らなかったりするようなときも、このコンビネーションをとりましょう。ついでに、蚊に刺されたあとが膿んで治らない人というのは、がんになりやすい人ですから注意してください。水疱ができたときにもカーボベジはいいレメディーです。

　カーボベジの人は、ブランコに乗っているような揺れで悪化します。これはボーラックスとカーボベジの２つだけがもつ珍しい特徴です。

　ちなみに、飛行機に乗っていますと、なぜか私の周りでよく人が倒れます。そのときにカーボベジをとらせると、フッと意識が戻ります。カーボベジはとても即効性があるレメディーでもあります。

★Causticum
Caust.（コースティカム／水酸化カリウム）

テーマ：恐ろしい考え。これ以上生きていたくないと願う

精　神：
- 恐ろしい考えで頭がいっぱい
- 恐怖と不安で、これ以上生きていたくないと願う
- 落ち着きのなさと不安の中で、死のことばかり考えている
- 過剰な同情心。他者が語る恐ろしい目に遭ったという話を聞いて我を忘れて泣き、しゃくりあげ、泣いても泣いても泣き足りない
- 悲しい夢。他界した知り合いたちの夢

身　体：
- 関節の痛み（折れたような、ずきっとする、引っ張られるような痛み、焼けるような痛み）
- 四肢の麻痺

- 灰色の膿を排出する潰瘍
- イボになる発疹
- 燻製（塩漬）物を欲しがる。甘いものを嫌う

場　所：関節。胃腸。皮膚
悪　化：やけど。横方向に激しく歩む。新月。強打。生肉。仔牛の肉。胃にもたれる食物
好　転：冷たい水を飲む。パン
解　説：
　コースティカムは水酸化カリウムのレメディーです。原物質は皮膚を刺激する作用があり、接触するとやけどや水疱、潰瘍になる場合があります。摂取すると嘔吐、下痢、出血などを起こし、胃腸炎になることもあります。

　精神的には、迫り来る恐怖や不安をぬぐい去ることができないというのが、コースティカムです。ほかにも、恐ろしい考えで頭がいっぱいになったり、不安の中で死のことばかり考えたりします。水を嫌うという特徴もあります。

　これらのことから、コースティカムが災害時に必要であることがわかるでしょう。コースティカムのレメディーをとることで、被災者が鬱になったり、自殺したくなったりしないで済むはずです。

　子どものおねしょにもコースティカムはよく合います。恐怖は腎臓に影響するため、恐怖の強い人は夜尿症になりやすいです。コースティカムは、恐怖をなくして腎機能を改善します。恐怖で魂が肉体から抜けかけたときに、その魂を腎臓にまで降ろしてくれるレメディーです。

　身体に関しては、関節の痛みというのが大きな特徴です。関節がぼきっと鳴って折れたような痛みがするときや、ずきっとした痛みがするときに使います。また、コースティカムの人は何かに強打することから悪化する傾向があります。震えの後に発汗したり、化膿したところから灰色の膿を排出したりもします。

★Chamomilla
Cham.（カモミラ／ジャーマンカモミール）

テーマ：全身の痛みと不安、不満。注目されたり見られたりすることが嫌

精　神：
- 注目されたり見られたりすることがとても嫌
- 短気。常に不機嫌で怒りっぽい
- 我を忘れ、際限なく泣く
- 他人がやることなすこと気に入らない。何をしてもらっても満足しない
- 手がつけられないほど叫び、手に持っているものは何でも投げ捨てる子ども

身　体：
- 全身の痛み（特に歯痛、腹痛）
- 痛みに対して過敏
- 分娩痛、または分娩痛のような痛み（生理痛など）
- 痙攣（痙攣性の痛み）
- 疝痛を伴う鼓腸
- 下痢。胆汁性の、刺激性の便

場　所：消化器、歯、子宮、精神
悪　化：いら立ち。怒り。ただれ。猩紅熱の後。日の出の後。甘いもの。霞。足の冷え
好　転：コーヒー。抱っこされる。後ろに曲げる
解　説：
　カモミラはキク科植物のジャーマンカモミールのレメディーです。学名はMatricaria chamomillaといいますが、Matricaria とは「子宮」「母」を意味するラテン語です。
　カモミールはヒポクラテスの時代からヒステリーや炎症止めとして使われてきました。今でも安眠のためのハーブティーとしてよく飲まれています。消化

器系の問題があるときや、神経が立っているときに、カモミールティーはおすすめです。カモミラのレメディーも神経が立ってキリキリして下痢をする場合に使ったりします。

カモミラのレメディーが合うのは、注目されたり見られたり、触られたりすることを嫌がる人です。視線を向けると「がんつけやがって」とか、ちょっとでも触れると「気持ち悪い、触らないで」といった調子で、とても気性が激しかったりします。その一方で自分の部屋に閉じこもる人もよくいます。

カモミラはベラドーナと同じく全身の痛みに合います。カモミラの人は常に不平不満をもっています。特に社会に対する内容が多いです。不平不満を言いながらどこかに痛みがある場合にはカモミラが合います。ベラドーナの人は痛みとともに不平不満を言ったりはしません。

カモミラの人は、ほかの人よりも痛みを強く感じます。特に不平不満が多い人は、より激しく痛むでしょう。痛むということは治ろうとしていることの証しです。必要だから痛んでくれているのです。それに対して感謝がないと、痛みは一層激しくなります。虫歯は麻酔を続けて痛みを抑えていても絶対に治りません。むしろ麻酔が切れたときに痛みは倍増します。同じように、体の傷も痛まなければ治りません。痛みは必要なものですから、痛んでいることに感謝できるようになりましょう。

カモミラは出産時の痛みに対してもよく使います。あるホメオパスが、妻の出産に立ち会っていたときの話です。妻は陣痛がひどくてカモミラを欲しがりました。ホメオパスである夫は、「まだまだ」と言ってレメディーを渡しません。「あなた、本当に痛いのですよ」と妻が言っても、夫は「まだまだ」と言い続けます。しまいに妻が「この野郎、早くレメディーを出さんか！」と叫んだところで、ようやくカモミラを出したのです。つまり、激しい怒りが出ないとカモミラは合わないということです。その後、妻の出産は順調に進んでいきました。このように、レメディーを与えるタイミングには「熟れる」ということが大事です。

出産でカモミラを使った別の話があります。その人は出産のときに子宮頸口がなかなか開かず、あまりの痛さで出産が進みませんでした。ものすごい剣幕で、「夫がいけない」「姑がいけない」と、大声でわめいていました。さらに暴

力的になってきたのでカモミラのレメディーを与えたところ、「自分の人生はこんなにつらかった」とワアワア泣き始めたのです。すると、途端に子宮頸口が開いて、子どもが産まれました。この人は人生でいろいろなことがあったのでしょう。出産のときに泣けたのはとてもよかったと思います。

　痛みというのは、過去に叩かれたり、虐待されたり、あるいは言葉でいじめを受けたりした体験が癒されていないと、よりひどくなります。

　ですから、災害後のケアにカモミラをぜひとっていただきたいと思います。心身の傷が癒えていないときには、キク科のレメディーがとてもいいでしょう。カモミラ、アーニカ、カレンデュラなどのレメディーをとることが大事です。

★China
Chin.（チャイナ／キナノキ）

テーマ：落胆。希望がない。疲れ。

精　神：
- 誰もが自分の邪魔をして苦しめると思い込む
- 我を忘れて絶望する。慰めようのない状態
- たくさんの考えが押し寄せる
- 誰かを刺し殺しかねない極度の憤激
- 自殺しようとするが、開いた窓に近寄るのもナイフを体に近づけるのも怖い

身　体：
- 間欠熱。周期的。発熱中に喉が渇かない
- 嘔吐
- 下痢。未消化の便。刺激性の便
- 血のようなおりもの。血痰。鼻血
- 悪寒。震えを伴う寒け
- 衰弱。体液の喪失から
- ずきっとする痛み（骨、関節）

場　所：消化器。血管。血液。肝臓。脾臓。骨。関節
悪　化：そっと触れる。不潔。秋。バター。果物。発熱後。発汗後。体液の喪失。水銀の乱用
好　転：頭を高くして横たわる
解　説：
　チャイナのレメディーは、キナノキというアカネ科の木の樹皮から作られます。キナノキは標高1,500～3,000mのアマゾン川流域が原産地です。高さ20mくらいになります。
　キナノキの樹皮は、現地ではマラリアの治療薬に使われていました。樹皮に

はキニーネという成分が含まれていて、大量に摂取すると吐き気、嘔吐、耳鳴り、難聴、痒みを伴う皮膚発疹、低血圧、不整脈、失明などの症状を引き起こします。赤血球が破壊されて、出血などの血液障害を起こすこともありますし、平熱が下がる傾向もあります。ですからチャイナは体が冷えている人にいいレメディーです。また、熱が断続的に上がったり下がったりするときにもチャイナはよく使われます。

ハーネマンがホメオパシーを発見したのは、キナノキの樹皮の効果について人体実験をしたことからでした。ですから、キナノキがなければ今日のホメオパシーはなかったといえます。ホメオパシーの素晴らしさを私たちに教えてくれたのが、チャイナなのです。

チャイナのレメディーに見られる信念の病気は、「不満。自分は不幸だと思い、誰もが自分の邪魔をし、苦しめると思い込む」というものです。

また、そのほかの精神的な徴候には、「すっかり我を忘れ、絶望して寝床の中でのたうちまわる」、「慰めようのない状態」、「惨めに懇願しながらめそめそ泣いたり叫んだりする」、「普段は明るく好ましく思えているものが、突然輝きを失い無価値で面白みがないように思われる」などがあります。災害に遭ったときの精神状態そのものです。

災害時には避難所で共同生活することがあります。水もなく、風呂にも入れない、そういう不衛生な環境で生活をしなければならないとき、チャイナを多くとる必要があります。下痢や嘔吐にも使いますし、肉体疲労や気苦労で困憊しているときにもおすすめします。チャイナの人は身体的な疲労から症状が悪化する傾向があります。希望がなく、落胆している状態に合うレメディーですが、慰められると嫌な気持ちになるのがチャイナの人なのです。

身体面では、チャイナは肝臓と脾臓のためのレメディーです。また、骨や関節にずきっとする痛みがあるとき、骨を削り取るような感覚、腺の腫れや引き裂くような痛み、息をつまらせるような痛みにもいいレメディーです。

★ Cocculus
Cocc.（コキュラス／ツヅラフジ）

テーマ：不安で眠れない。不快な物事について考える

精　神：
- 不快な物事について考える
- 自分の健康はかまわないが、他人の体調がすぐれないと不安
- 何もしたくない
- 突然の不安と驚きやすい傾向
- 時間が経つのが早い

身　体：
- 不安で眠れない
- 乗り物酔い（吐き気）
- 体の凝り
- 麻痺。しびれるような麻痺性の痛み（特に骨）
- 痙攣。身体がボール型に丸くなる
- 頭がぼうっとする（時差ぼけ）
- 清涼なものを飲みたがる

場　所：脳。神経。消化器
悪　化：車に乗る。船に乗る。睡眠不足。ひざまずく。脱衣。悲嘆と失意。唾液を飲む。コーヒー
好　転：かみつく。おくび（げっぷ）。放屁
解　説：
　コキュラスはツヅラフジ科のつる性植物から作られます。この植物はインドやスリランカが原産で、果実には大量に摂取すると痙攣、ひきつけ、癲癇発作、吐き気、嘔吐、心筋の痙攣、知覚麻痺、昏睡などを起こす成分が含まれています。昔はそれを利用して、コキュラスの果実を水に投げ入れて魚を麻痺させ、捕獲していました。
　コキュラスのレメディーには、死への不安や自分を驚かすものを怖がるという、精神的な特徴があります。ですから、地震や津波のように突然襲ってくる

災害をとても怖がっているときに使うといいでしょう。

　コキュラスは不眠のときに使われるレメディーの一つです。寝不足から症状が悪化する人に合います。看病疲れの人や、看護や介護から眠れなくなった人にもおすすめです。

　東日本大震災の被災地で、おばあさんと別れてしまい、連絡がとれなくなってしまった人がいました。その人は、おばあさんのことが心配で不安になり、夜も眠れなかったといいます。ようやく連絡がついたときも、心配で寝不足が続き、体調が悪くて仕方がないということでした。そこで、この人にコキュラスをとらせたところ、本当にぐっすり眠れたと言っていました。おかげで、連絡のついたおばあさんが避難していた場所まで、歩いて迎えに行く体力が出てきたそうです。そのとき、おばあさんは家から4kmほど離れたところにいたそうなのですが、結局そこからおばあさんをリヤカーに乗せて家まで連れ帰ったといいます。このように自分の体調よりも他人の体調が気になるというのはコキュラスの特徴です。

　コキュラスは時差ぼけにもとてもいいレメディーです。飛行機の客室乗務員をしていて、時差ぼけが続いて眠れないという人がいました。今が昼なのか、夜なのか、体が常によくわかっていないような状態でした。そこでコキュラスをとらせたところ、初めにかぜをひいてからよくなっていきました。客室乗務員は自分のことよりも乗客のことを心配している職業の人ですから、コキュラスがよく合うと思います。

　また、乗り物酔い、吐き気、嘔吐にもコキュラスはよく使います。吐き気にはイペカックやボーラックスとともにコキュラスを考えること。ボーラックスには「突然の驚き」という精神的な特徴がありますが、その点はコキュラスも似ています。

　コキュラスの人には、没頭しすぎて時間の経過に気付かない、ということがよくあります。それに対して、時計を見ながら「ああ、もうこんな時間か」などと言っている人には、どちらかというとコフィアの方がいいでしょう。

　コキュラスの人は、ひきつけや癲癇が起こると、ボールのように丸くなる傾向があります。また、ひざまずくことで悪化します。これらはほかのレメディーにはあまり見られない、コキュラス特有のものです。

★Coffea
Coff.（コフィア／コーヒー）

テーマ：心身ともに興奮状態。活発すぎる

精　神：
- 精神的に活発すぎて興奮状態
- 活発な記憶力
- 過剰な喜び
- 満ち足りている感覚
- 意識を失った状態

身　体：
- 不眠
- 知的な活動の過剰
- 陣痛。陣痛のような痛み
- 音やにおいに敏感
- 痛みに対して過敏

場　所：脳神経。感覚器。精神。女性生殖器
悪　化：喜び過ぎ興奮し過ぎ。肉体疲労。不幸な愛。怒りといら立ち。物をしっかりつかむ。茶。騒音。強いにおい
好　転：座っている間。かみつく
解　説：

　コフィアはコーヒーのレメディーです。コーヒーは中枢神経の興奮剤で、倦怠感と睡眠欲を抑え、集中力を高めます。心臓を刺激する作用や尿量を増加させる働きがあります。精子数や性欲を減退させる働きもあります。日本人の精子が減少している理由の一つは、コーヒーの飲み過ぎかもしれません。お茶を飲むなら、コーヒーよりもハーブティーを飲む方がいいと思います。

　コーヒーを飲むとアドレナリンが放出されて興奮します。その後、反作用として麻痺が生じます。ですから、初めは目が覚めるのですが、後から以前よりも眠くなります。コーヒーは多量に摂取すると中枢神経系を刺激し過ぎるた

め、耳鳴りがしたり、眠れなくなったり、閃光が見えたりします。継続して摂取すると、心臓や呼吸器系が弱り、高血圧になっていきます。

コフィアのレメディーの精神的な特徴は、「将来の計画で頭がいっぱいで、普段と全く異なり四六時中恍惚としており、自然の美しさに感動し、その美しさを詩のようにして語る」というものです。

東日本大震災のとき、何万人もの人が死んだのに「いつものように海はキラキラと輝いていた」とか、一種の恍惚感を伴う、喜びに溢れた詩をかいていた人がいました。そこで、私はその人にすぐコフィアをとるように言いました。

コフィアの人には、喜びから興奮して悪化する傾向があります。例えば、テレビを見ていると興奮して、地に足がつかなくなるような場合に使います。音やにおいに敏感という特徴もあります。心身ともに活発すぎて興奮状態にある人に合うレメディーです。

また、いら立ちから悪化という特徴もあります。コフィアの人は知能を使い過ぎて、頭で物事を考え抜くために、いら立ち、夜になっても眠ることができなくなります。興奮による不眠には、まずコフィアをとりましょう。

★Colocynth
Coloc.（コロシンス／コロシントウリ）

テーマ：怒りを出せずにこらえている

精　神：
- 怒り。憤り。内に秘めたつらい屈辱感からの苦痛や影響
- 裏切られ、ひどい目に遭った
- 喜びを失い、恨んでいる
- 人と交わり、話をする気がしない
- 極めて不機嫌。極度に忍耐がない
- 不平に満ちて、あらゆることに気分を害する

身　体：
- 筋肉の収縮と締め付け。体を引き寄せて丸くなる
- ふくらはぎや腸の痙攣
- 疝痛
- 胆石・胆汁の問題
- 頻繁な下痢。泡立った便。ベタベタした尿。便を全力で我慢しなければならない

場　所：精神。筋肉。消化器。泌尿器
悪　化：時間を経て積み重なった怒り。憤慨を伴ういら立たしさ。悲嘆を伴う失意。物に寄りかかった後。瞼を動かす。羽毛布団の中で温まる。チーズ。ジャガイモ。しゃがむ際。非難される
好　転：横たわる間。コーヒー。たばこ
解　説：
　コロシンスはウリ科の植物であるコロシントウリから作られるレメディーです。コロシントウリはアフリカやアジアの乾燥した砂漠に生育します。丸い果実がなり、一見するとおいしそうなのですが、乾燥した果肉は極めて苦く、食べるとひどい吐き気と嘔吐、痙攣、胃腸炎、腹部の疝痛などを引き起こします。妊婦が多量に摂取すると流産することもあります。
　コロシンスのレメディーに見られる精神の病気は、「不平に満ちている。あらゆることに気分を害し、問いかけにもしぶしぶ答える」というものです。このとき、コロシンスの人は「答えたくない」、「なんでお前に答えなければならないのか」と思っているわけです。
　コロシンスの人たちは、過去に裏切られて、ひどい目に遭ってきた人たちです。人や世の中を恨んでいて、喜びを失い、人と交わって話をする気がなく、極めて不機嫌です。また、コロシンスの人は非難され、責められることから悪化します。なぜならこれ以上責められたくないからです。憤慨を伴ういら立たしさや、時間を経て積み重なった怒りによっても悪化します。我慢に我慢を重ねて苦しい思いをしている福島の方に、コロシンスはとてもいいレメディーです。
　東日本大震災の後、福島の人は原発事故による放射能汚染で責められまし

た。それに対して「私たちのせいじゃない」とは言えず、ぐっと怒りを我慢していました。

　ある酪農家は、取引先から「お前のところの牛乳を買うことはできない」と言われました。福島第一原発から20km圏内にいる牛だからというのが、その理由でした。その酪農家はとても憤慨していたのですが、それでもニコニコ笑っていました。ところが次の日、その人は首を吊って死んでしまったのです。奥さんはフィリピン人で、フィリピン政府から避難するように言われて、子どもとともに日本を離れていました。その酪農家は原発から20km圏内にただ一人で残されて、それでも牛乳を搾っていました。ところが、非難されることで精神状態が悪化して死を選んだのです。

　このような人たちは、子ども時代に道徳意識の厳しい家庭で育ち、「感情を出して怒ることは低能」などと言われて感情を外に出せなくなり、怒りや憤りをすべて飲み込んでしまった人たちが多いのではないかと思います。

　内に秘めたつらい屈辱感から起こる、さまざまな苦痛や悪影響に対して、コロシンスは有効です。怒りや憤りを我慢すると、お腹が痛くなったり、月経痛がひどくなったりしますが、そういうときに使うことができます。コロシンスには筋肉の収縮と締め付け、体を引き寄せて丸くなるという特性があり、ふくらはぎや腸の痙攣、こむら返りのときにも使います。胆石による疝痛や胆汁の問題、頻繁な下痢にも合います。

　コロシンスの人には、横たわることで症状が楽になる傾向があるのですが、それよりも怒りや憤りの感情を出すことの方が大事だと思います。

　コロシンスは日本人全体にとても合うレメディーだと思います。なぜなら、日本人は道徳の刷り込みが多いからです。コロシンスをとって怒りを外に出しましょう。社会が悪い、世の中が悪い、お母さんが悪い、お父さんが悪いと、怒ったらいいのです。気が済んだら、さて、どうして私はこんなにも怒りを抑圧していたのだろうと、考えてみていただきたいと思います。

　怒りを抑圧しているという点で、コロシンスはスタフィサグリアと似ているレメディーです。インナーチャイルドを癒すためには、怒りを抑圧したままにしてはいけません。まず、自分は怒っているのだということを認めましょう。怒りを出せる人は自殺しないのですから。

★ Digitalis
Dig.（デジタリス／キツネノテブクロ）

テーマ：罪を犯したかのように感じて自分を責める。孤独になりたい

精　神：
  ・良心の不安、罪を犯したかのよう。非難されるのではないか
  ・孤独になりたくて仕方がない
  ・自分はひどい病気だと思い悲嘆する
  ・自分の失敗を嘆き悲しむ
  ・意気消沈し音楽で悪化する

身　体：
  ・不整脈。不規則で弱い脈。脈が極度に遅い。脈拍欠損
  ・心拍が断続的
  ・心臓の鬱血
  ・青みがかった外見。チアノーゼ
  ・錯覚（緑色や黄色がかって見える、光輪が見える）

場　所：心臓。血管。視覚。精神
悪　化：体肢を組む。つばを吐く。首を後ろに曲げる。発熱後。音楽
好　転：嘔吐後。深呼吸
解　説：
　デジタリスは、ゴマノハグサ科の植物で、和名をキツネノテブクロといいます。有毒植物で刺激作用や麻酔作用があり、多量に摂取すると胃腸炎、吐き気、嘔吐、不整脈、目のかすみ、目まい、倦怠感などを起こします。腎不全になることもあります。
　デジタリスの人は、孤独になりたくて仕方がない人です。そのため、握手をしようとして手を差し伸べても手を握り返してこないことがあります。心の奥底に不安と良心の呵責があって、何か罪を犯したような気がしたり、他人から

非難されるのではないかと思ったりすることがあります。

　これらの特徴から、デジタリスは震災後の福島の方に合うレメディーだといえるでしょう。

　福島の方は自分たちに責任のない原発事故を、まるで自分が犯した罪のように感じています。

　他人から非難され、罪を犯したと思って自分を責める人は、心臓が悪くなります。そういった人にとてもいいレメディーがデジタリスです。

　失敗したことをあれこれと嘆き悲しみ、もっとうまくやればよかった、自分はダメだった、と後悔ばかりしていると、やはり心臓が悪くなります。そういう人はデジタリスのレメディーをとり、起きたことを受け取っていきましょう。

　デジタリスの人には、仕事への激しい衝動があらわれることがあります。仕事中毒から心不全を起こすような人、不整脈、心拍よりも脈が遅いときや脈拍欠損のとき、脈が極度に遅いときに使います。心臓に血液が鬱血して充満感があり、血の気がなくなってチアノーゼを起こしているときにも使いましょう。

★Euphrasia
Euphr.（ユーファラジア／コゴメグサ）

テーマ：外部のものに興味がわかない。目の錯覚

精　神：
- 怠惰、心気症的。外部のものに興味がわかず、それらは命のないものに等しい
- 自分の中に引きこもり、無口で、話すのに気乗りがしない
- 雷雨の夢

身　体：
- 目の問題（目の打撲痛、結膜炎、白内障、目やに、涙目、ドライアイ）

- 光線過敏。太陽の光で悪化
- 見つめたものが動いているように錯覚する
- くしゃみ。鼻水
- 花粉症

場　所：粘膜。目。鼻
悪　化：遠くのものを見る。打撲傷（打ち身、青あざ）。軟組織（軟部）の損傷。煙。太陽の光
好　転：水で患部をぬらす
解　説：

　ユーファラジアはゴマノハグサ科の植物で、コゴメグサと呼ばれています。この植物の花、ぱっちりと開いた目に見えないでしょうか。私には、まつ毛がある目のように見えます。実はコゴメグサは昔から目に効果がある薬草として知られています。抗ヒスタミン作用、抗炎症作用、抗リウマチ作用があり、カタル症状にもよく使われてきました。

　ユーファラジアの人は、自分の中に引きこもり、無口で人と話をする気がありません。外のものには一切興味がわかなくて、すべてがまるで命のないものに見えたりします。雷雨の夢を見て不安に思うこともあります。

　震災後、集合住宅に移ってから引きこもってしまって、ものを言わなくなった人がいました。また、見るものや聞くもののすべてが無味乾燥に思えるという人もいました。このような人に、ユーファラジアはとてもいいと思います。

　ユーファラジアは目の打撲痛、結膜炎、涙目、目やに、白内障、目が乾燥するシェーグレン症候群などに使われます。太陽の光で悪化するという特徴があるので、光を見るとまぶしくて涙が出るときに使いますし、煙から悪化するという特徴もあるので、目の中に煙が入るとすぐに目がチカチカしたり、目から涙が出たりするときにも使います。目の錯覚で、見つめたものがまるで動いているように見えるときにもいいです。

　目の問題以外にも、くしゃみ、鼻水などのカタル症状や花粉症にもよく使われるレメディーです。

★Hypericum
Hyper.（ハイペリカム／セイヨウオトギリソウ）

テーマ：けが以来の落ち込みと鬱。神経に触れる痛み

精　神：
- けが以来の落ち込み。鬱。気難しい
- 心配と落ち着きのなさ
- 過剰な精神活動から不眠

身　体：
- 打撲傷。裂傷。切り傷。刺し傷
- 神経の損傷。神経の多い部位（指先、歯など）の損傷
- 鋭くうずくような痛み
- 尾骨を打ったとき
- 抜歯や麻酔後の病気

場　所：神経。精神
悪　化：けが。ショック。天候の変化。寒さ。湿気。動作
好　転：横たわる。休息
解　説：
　ハイペリカムはオトギリソウ科の多年草です。6月24日の聖ヨハネ（St. John）の日のころに咲くので、セントジョーンズワートともよばれます。この植物は葉をつぶすと赤い汁が出ます。昔の人はそれを洗礼者ヨハネの血液になぞらえました。ヒペリシンやハイパフォリンという成分が含まれています。これらの成分はセロトニンの濃度を高めるので、セロトニンが足りない鬱の人にいいのではないかといわれています。また、昔は悪魔や憑依を払うためのまじないに使われたり、魔除けのために窓や出入り口につり下げられたりしていました。
　ハイペリカムはコフィアと似ているところがあります。ハイペリカムの人は

過剰な精神活動のために神経が休まりません。そのために慌ただしい夢を見たり、早朝に目が覚めたりしてしまう傾向があります。いろいろなイメージが脳内を駆け巡り、心配で落ち着きがありません。妙な妄想を持っていて高い所から落ちるのではないか、などと不安がります。

鬱になり、気難しくなって、古い考えや信念体系を手放すことができない人にハイペリカムはよく使われます。特にけがや事故をして以来の落ち込みや鬱に対して、とてもいいレメディーです。

ハイペリカムは神経に作用しますので、刺し傷、切り傷、裂傷で、その痛みが神経に達するようなとき、鋭くうずくような痛みに使います。指先や歯など神経の多い部位をけがしたり、尾骨を打ったりして痛みがあるとき、抜歯後や神経麻酔後の病気にもハイペリカムを使いましょう。

★Ignatia
Ign.（イグネシア／イグナチア）

テーマ：頭から離れない考えを徹底的に考え抜く。震えた声

精　神：
- 頭から離れない考えをしつこく徹底的に考え抜く
- 信じがたいほど気分が変わりやすい。ふざけていたかと思えば泣いたりする
- 怖がり。臆病。何も信じられず、すべてを失ったと思い込む
- 悲しみ。絶望。失望
- 別れ、失恋などの心痛

身　体：
- 震えた声
- 反弓緊張を伴う痙攣
- 顔面の引きつり
- 痙攣性のあくび

・失神。ヒステリー
・骨を万力で締め付けられるような感覚
・歯の噛み合わせ　顎関節症

場　所：精神。神経。呼吸器
悪　化：甘いもの。腹を突き出す。まとめて物をつかむ。内側へ曲げる。妬み・嫉妬。非難。呼気と吸気の間。慰め。そっと触れる
好　転：腹を引っ込める。酸っぱいもの。体を動かす。泣く
解　説：
　イグネシアの原料はフィリピン諸島原産の植物です。イグネシアという名前はイエズス会の創設者、イグナチオ・デ・ロヨラ（1491～1556）にちなんで付けられました。大きな梨型の実をつけ、苦い種が入っています。種には毒が含まれていて、矢毒として使われました。
　イグネシアの毒はストリキニーネという成分です。少量を使うと無緊張のときに刺激を与えたり、無月経症の薬になったりします。大量に使うと神経を過剰に刺激して、痙攣や不随意の動き、ひきつけ、嘔吐、動悸、幻覚などを引き起こします。
　イグネシアのレメディーは、頭から考えが離れず、徹底的にしつこく考え抜く人に合います。あのときこうすればよかったのではないか、などと考えて自分を責める人です。震災のときに火事で家を失った人がいました。その人は、「あのとき天ぷらを揚げていなければ」とか、「ガスを止めればよかった」、「布団をかければよかったのではないか」、「あそこを閉めておけば家が燃えずに済んだ」と、いつまでも過ぎたことを考え続けていました。しかし実際には、そんな余裕はなかったと思います。ものすごい揺れでしたから、何もできなかったとしても仕方がありません。そう言うとまた嫌がるので、この人を慰めるのは大変でした。
　イグネシアの人は、死にたいと思ったら、来る日も来る日も徹底的に死について考え抜きます。その結果、最終的には自殺してしまいます。そうなる前にイグネシアをとって、死の考えから離れなければなりません。
　怖がり、臆病で、何も信じられずにすべてを失ったと思い込む人もいます。

0か100かという感じです。失恋をしたり、会社に解雇されたりして、何も信じられずにすべてを失ったようなときにいいレメディーです。

　震災後、JPHMAの会員で、事務局に電話をしてきてくれた方がいました。ところが、声がわなわな震えてしまって、何を言っているのかわかりません。こういうとき、皆さんはすぐにアコナイトのレメディーだと思うでしょう。でもイグネシアをとらせた方が落ち着く場合があります。

　そういう場合、パニック状態から抜け出せたら、「どうなの？」と状況を聞いてあげることが大切です。そのときに「悲しければ、今泣いてもいいのですよ」などとは言わないでください。イグネシアの人は慰めを非常に嫌がります。むしろ体のことを「大丈夫か？」と聞いていったりすると、一生懸命答えてくれます。

　また、「レメディー、持っていないの？！」などと言ってはいけません。ちょっとでも非難されると、イグネシアの人は次から電話をかけてこなくなるでしょう。もし、そのときにレメディーを持っていなかったとしても、「いいですよ、家に帰ってからでもとってください」と言わなければなりません。

　イグネシアの人は、信じられないほど気分がころころ変わります。冗談を言ったりふざけたりしたかと思えば、泣きそうになったり実際に泣いたりします。些細なことで泣いたり叫んだり我を忘れたりします。悲しみ足りなかったのかもしれません。泣き足りなかったのかもしれません。あるいは、弱音を吐き足りなかったのかもしれません。

　また、とてつもなく怖がりで、すぐに驚きます。黙って自分の内にこもり、気難しくなる人もいます。嫉妬で悪化する傾向もあります。努力や試みが失敗する夢を見たりします。すべてが台なしになり、物事はうまくいかないと思っているのです。

　喉に痙攣が起きて、声が震えて出せないときにも使ってください。息を吸うときと吐くときの間に悪化する傾向があり、息ができずによくため息をつきます。骨が万力で締め付けられているような感じがするときにもいいレメディーです。

★Ipecac
Ip.（イペカック／吐根）

テーマ：吐き気。嘔吐。喀血

精　神：
- 学術的なことを嫌い、考えることができない
- 不平に満ち、あらゆることを蔑む
- 何に対しても敬意を払ったり価値を認めたりするべきではないと思う
- 不機嫌、怒る傾向

身　体：
- 吐き気と嘔吐
- 内部からの出血（血痰、血便、血尿、子宮）
- 窒息性の発作。窒息性の咳。息切れ
- 金属的な痰の味

場　所：消化器。呼吸器。女性生殖器
悪　化：豚肉。仔牛の肉。乾燥した食物。素早く食べる。振り返る。素早く飲む。塵肺。冷たい風の中
好　転：目覚めた後
解　説：
　イペカックはアカネ科の植物で、吐根（トコン）といいます。植物全体に毒がありますが、特に根に多くの毒を含みます。その毒は嘔吐制御中枢に影響して、胃を直接刺激します。ですから、例えば子どもが10円玉を誤って飲み込んだときに、この吐根の粉末を飲ませると、ぺろっと吐き出します。服毒自殺を図った人にも、胃を洗浄するためにこの吐根をとらせます。また、薬として少量の吐根をとらせると、吐き気や嘔吐、喘息、咳、ひどい血尿を抑制することができます。

　イペカックの人は、小難しいことや頭を使うことを嫌います。ホームキット

のレメディーを使うときも、ガイドブックなど面倒くさくて読みません。不平に満ちていて、何に対しても敬意を払ったり、価値を認めたりするべきではないと考えます。不機嫌で、自分を不幸だと思っています。このような人を喜ばせるのはとても大変です。

イペカックは吐き気のレメディーです。嘔吐しても吐き気が止まらないような場合に使います。また、早く食べたり飲んだりして吐きたくなったときにイペカックを使うと、消化を助けてくれます。

イペカックの人は、乾燥したものを食べると体調が悪くなりますし、冷えでも悪化します。ですから、災害時に避難先で乾パンのような非常食ばかりを食べているときに大事なレメディーとなります。

血痰、血便、血尿、鼻血、子宮出血など、体の中での出血にもイペカックは使われます。出血傾向といえばアーニカをすぐ思い浮かべますが、イペカックを覚えておきましょう。

★Lachesis + Habu + Crotalus horridus
Lach.（ラカシス／ブッシュマスター）
Hab.（ハブ／ハブ）
Crot-h.（クロタラスホリダス／ガラガラヘビ）

ラカシス、ハブ、クロタラスホリダスという、3つのヘビのレメディーを組み合わせています。ヘビの仲間は心臓や循環器系に特徴があります。例えば肺や心臓が左右対称ではありません。肺は右側が大きく、左側は退化していることが多いですし、心臓も二心房一心室です。ヘビ毒には血液の凝固を促進させたり、反対に出血を促進させたりする働きがあります。また、患部の壊死や敗血症を引き起こすことがあります。このような特徴からも、ヘビのレメディーが心臓や血管、血液、循環器系に作用することがわかります。

これら3つの毒ヘビのレメディーは、毛細血管を掃除して血液が流れるようにしてくれます。クモ膜下出血のような脳の出血時に合います。

精神的には、ヘビ系のレメディーは嫉妬によく用いますが、怒り、憤慨、恨

み、無念の思いにもいいものです。
　ユダヤ教やキリスト教では、ヘビは悪魔の化身であるとか、ずる賢くて凶悪な、悪徳とわいせつの象徴であるとされています。一方で、ヘビの脱皮は古くていらなくなったものを手放し、変容することを暗示するとも言われています。ですから、人生の変化のときに使うといいでしょう。

ラカシス

テーマ：嫉妬。不安。心臓。循環器系

精　神：
- 大変な災難が今にも起きそうに思える。不吉な予感にさいなまれる
- 話をしたがる傾向
- コントロールできない狂気に近い嫉妬
- 性欲過剰
- 詩が次々と浮かぶ

　身　体：
- 更年期障害
- 血液の問題。鬱血。出血しやすい。心臓に収縮感
- 左側の症状
- 喉の症状。喉の塊の感覚。巻きつけるものに耐えられない。固形物よりも液体が嚥下しにくい
- 潰瘍。壊疽。紫斑。黒いしみ
- PMS。月経前症候群
- 頭痛。縛られるような感覚。這うような感覚

　場　所：心臓。循環器系。皮膚。女性生殖器。精神
　悪　化：激しい出血。首に触れる。肉体労働。液体を飲み込む間。猩紅熱後
　好　転：頭を振る。後方へ曲げる。深呼吸。果物。ワイン

解　説：
　ラカシスはブッシュマスターとよばれる南米の毒ヘビです。ハーネマンの元からアメリカに渡ったコンスタンティン・ヘリング（1800〜1880）が、アマゾン川で植物と動物の調査をしたときにブッシュマスターを生け捕りにし、その毒からレメディーを作ってプルービングをした話はよく知られています。

　ラカシスの毒は血液を破壊し、出血傾向を引き起こします。この毒が体に入ると、紫斑病や敗血症、激しい衰弱などの症状が起こります。

　ラカシスのレメディーには「大変な災害が今にも起ころうとしている」という不吉な予感にさいなまされる徴候があります。ですから、災害のトラウマがある人におすすめします。

　そのほか、「話をしたがる強い傾向、尋常でないほどの活発な想像力」、「非常に珍しく狂気に近い嫉妬、ばかばかしいとはわかっていても制御できない」といった傾向も、ラカシス特有のものです。

　2013年に東日本大震災の被災地を訪ねたときに、こんなことがありました。そこは地震と津波でほとんどの建物が大きな被害を受けた地域で、私が訪ねた方のお宅もそうでした。ところが隣の家だけは無事に残っていたのです。震災直後、その方は隣の家に避難して、お世話になっていました。初めはありがたいと思っていたそうです。ところがだんだんと腹が立ってきたらしいのです。その日も、隣の家では洗濯物を干して、いつもと変わらない生活をしていました。その様子をものすごい顔で凝視しているのです。私の家と2mも違わないのに、どうして我が家は津波で流され、隣の家は無事なのかと思っているわけです。

　そこで「狂気に近い嫉妬」に合うラカシスを出しました。すると、震災以来、慢性的な下痢が続いていたのがピタリと止まったそうです。私は下痢をしていることを知らなかったのですが、ショック以来の下痢が慢性化しているときに、このラカシスはとてもいいのです。

　叩きのめされるような感じの状況にあるときには、ラカシスなどのヘビ系レメディーをとってください。ヘビを見るとみんな叩きのめそうとするでしょう。同じように、周りの人たちから非難され、意地悪をされて、忌み嫌われるようなときにラカシスをとると、自分の意見を堂々と主張できるようになります。

身体面では、静脈瘤や痔など、血液循環に問題があって鬱血している場合や、鼻血など出血しやすい傾向、血液に関する問題によく使われます。

ハブ

テーマ：昔受けた屈辱を思い出す。組織の破壊

精　神：
・昔受けた屈辱を思い出す
・突然笑いながら怒る

身　体：
・体が温かい
・動悸。胸がドキドキする

場　所：心臓。循環器系。筋肉

解　説：
　ハブは南西諸島に生息する日本で最大の毒ヘビです。体長は150cmくらいですが、大きなものは250cmにもなります。夜行性で非常に攻撃的です。動物、特にネズミを好んで食べます。牙は1.5cmほどの長さがあり、かむと深くまで突き刺さります。

　ハブ毒には筋肉や血管を破壊するという性質があります。ハブ毒は獲物を消化するための酵素なので、かまれるとすぐに細胞組織の破壊が始まります。患部は腫れあがって激痛がするといいます。たとえ命をとりとめたとしても、破壊されたところに後遺症が残ることもあります。

　ですから、組織の破壊が起きるような症状には、このハブのレメディーがいいわけです。皮膚がただれるようなとびひで、組織が破壊されているような場合に使うといいでしょう。

クロタラスホリダス

テーマ：嫉妬、不安。心臓、循環器系

精　神：
- 興奮しやすい
- 憂鬱
- 人間嫌い
- 父親と仲たがいする夢

身　体：
- 開口部からの出血
- 疲労。衰弱
- 膿瘍
- 壊疽。黄色い皮膚。緑色の斑点

場　所：循環器。皮膚。精神
悪　化：夜。わずかな労作。歩行。白パン。食後。締め付け
好　転：戸外。コーヒー。ブランデー
解　説：

　クロタラスホリダスはアメリカ原産の毒ヘビで、日本ではシンリンガラガラヘビともよばれます。体長は90〜150cmほど。胴体は黄色で黒い横斑が入っています。尾の先には脱皮殻がついていて、危険を察知したときは尾を震わせて音を鳴らし、相手を威嚇します。毒牙を持ち、爬虫類や鳥類、小型の哺乳類などを捕まえて食べます。

　クロタラスホリダスの毒は主に出血毒です。かまれた患部は出血、炎症、皮下浮腫、壊死などを起こします。また、血小板が減少するため血液が凝固しにくくなり、出血が止まらなくなります。

　そういう状態のときに、クロタラスホリダスのレメディーを使うことをおすすめします。イペカックとともにとってください。鼻、口、腸、膣、皮膚な

ど、あらゆる開口部から出血が見られるときや、血液成分が破壊されて減少するとき、例えば溶血性貧血とか、血小板や白血球に減少が見られるときに、クロタラスホリダスを使います。

　敗血症で局所的に壊死しているような場合や、感染症によって手足のリンパに浮腫が生じたとき、急性腎不全によって全身がむくんでいるときにも使うことができます。疲労、衰弱、震えなどにも、いいレメディーです。

★Ledum
Led.（リーダム／イソツツジ）

テーマ：事故や死の夢。暴力の夢。冷え

精　神：
- 事故や死の夢。暴力の夢を見る
- 不機嫌で何もかも不快
- 人間嫌い
- 孤独の内に引きこもり、泣く寸前になりながら死を願う
- 周囲の人に対し不満で、人間嫌いにまでなる

身　体：
- 冷えと体温の不足。凍えるような手足。冷たい水が全身にかかったように感じる
- 寝汗
- 関節の痛み。刺すような痛み
- 傷を圧迫されるような痛み
- 打撲。殴られたような痛み

場　所：手足。関節。皮膚
悪　化：つばを吐く。腕を持ち上げる。息を止める

好　転：寝床から起き上がる。飲み込む
解　説：
　リーダムはツツジ科の植物で、湿地帯や高山に生えています。葉は虫よけや傷の治療に使われていました。ただし、毒成分も含むので、大量にとると筋肉の痙攣、呼吸の衰弱、低血圧、ひきつけ、進行性の麻痺などが起きることがあります。

　リーダムの人たちは事故や死、暴力の夢などを鮮明に繰り返し見ます。不機嫌で、孤独の内に引きこもり、泣く寸前になりながら死を願うような人にも合います。災害で自分の家を失ったような人々には、こうした傾向が強く見られます。人が訪ねてきても隠れるようにカーテンを閉めるような、人間嫌いの人にいいレメディーだと思います。人に触れられることを嫌がるというリーダムの特徴は、アーニカと似ています。

　リーダムは冷えのレメディーです。冷えにはたくさんのレメディーがありますが、冷えが強いときにはアーセニカムよりもリーダムです。手足が凍えるようなとき、まるで冷たい水が全身にかかっているかのように感じるときに使います。体温が低下しているときにはリーダムが必要です。リーダムの人は寝汗をかきやすく、それでまた体が冷えるので注意しましょう。一方、リーダムの人には温まると悪化する傾向もあります。

　リーダムは、患部がとても冷たくて、青くなっているときにいいレメディーです。指先をけがして爪が青くなってしまったときや、爪がひしゃげてしまったときにリーダムを使うと、奇跡のように治っていくことがあります。

　また、リーダムはハイペリカムとともに破傷風のレメディーとしても知られています。どちらも刺し傷によくて、リーダムは細い刺し傷、ハイペリカムは分厚い刺し傷に使います。これらは一緒に使うといいでしょう。

★Mercurius sol.
Merc-sol.（マーキュリーソル／ハーネマンの溶解水銀）

テーマ：水を怖がる。どこにも平安がない。あらゆる重金属中毒

精　神：
- 水を怖がる
- 罪を犯したように感じる
- 付き合いのある人々を敵とみなす
- 誰にもけんか腰で、自分を常に正しいと思っている
- 地獄の責め苦に耐えていると思っている
- どこにも平安がない

身　体：
- あらゆる重金属中毒（水銀排泄にはヘパソーファーとともに使う）
- 膿のある潰瘍。出血性の潰瘍。悪臭。出血性のアトピー
- 口内炎。口角炎
- 汗がヌルヌル、ベタベタしている。酸っぱいにおい。黄色いしみがつく
- 腺の腫れ。耳下腺、頸部リンパ腺。鼠径腺の腫れ（横ね）
- 骨のカリエス。骨の腫瘍
- 多量の血混じりの下痢

場　所：精神。神経。腺。骨。粘膜。口。耳
悪　化：日没から就寝までの外気。呼気と吸気の間。羽毛布団の中で温まる。排尿開始時。甘いもの。息を止める。ストーブなどで熱される。秋
好　転：寝入りばな。物に寄りかかる。鼻をかむ。たばこ
解　説：
　マーキュリーソルは酸化水銀のレメディーです。水銀は古くから、らい病や梅毒の治療に使われていました。しかし、ハーネマンの時代に行われていた水銀治療は水銀の投与量が非常に多く、唾液が流れ続けたり、歯茎の炎症があら

われたりするまで投与量は増やし続けられ、結局多くの患者が水銀中毒で死んでいました。

　水銀の急性症状には、発熱、息切れ、腹部のさしこみ、下痢、視力低下などがあります。肺の不全で咳が出るようになり、肝臓障害や腎不全などを起こすこともあります。慢性中毒になると、口の中の潰瘍、歯茎の炎症、口内炎、よだれが流れ出る、うずき、震えなどの症状が起こります。精神的には内気、気分のむら、集中力不足、記憶障害が生じたりします。聴覚や視覚の低下、食欲減少、不眠などの症状が出ることもあります。

　日本人は体内の水銀蓄積量が世界一です。その量は世界第2位の国の8倍になるといわれています。

　予防接種のワクチンの中には、防腐剤として有機水銀が入っているものもあります。そのため、予防接種を受け続けている子どもたちの中には、水銀の慢性中毒のような子がたくさんいます。記憶力が低下して、何をしようとしたか思い出せなかったり、凶暴で誰にでもけんか腰になって自分を常に正しいと思っていたりする人にマーキュリーソルは合うので、発達障害の人にもいいレメディーだと思います。子どものいじめや暴力は、水銀の毒を排泄していかないと、なくならないのではないでしょうか。

　マーキュリーソルの精神の病気は、「なぜだか説明はつかないが、地獄の責め苦に耐えていると思っている」というものです。マーキュリーソルの人は水を怖がります。妄想による錯覚で、例えば水など流れていないのに「水が流れている」と言ったりします。津波が恐ろしくて、何度も夢に見るような方は、このマーキュリーソルをとってください。

　また、マーキュリーソルの人は理性を失い、自分は死ぬと思い込んでいます。何もかもが嫌。最も愛着があったものでさえどうでもいい。生きていく気力がない。いっそのこと死にたい。無関心。落ち着かなくて、あちこちへ行かずにはいられず、一カ所に長くとどまっていられない。遠くへ旅に出たいという衝動。それでいて、かつていた場所やかかわった人々を慕い、郷愁の念がある。どこにも平安がない。このような特徴がありますので、原発事故が起きた福島の方々にとてもいいレメディーだと思います。

　どうしてこのようなことがわかるかというと、ハーネマンたちが水銀を少量

とり、出てきた症状を書きとめたからです。つまり、これらの症状が実際に起こったから、そのようにいえるのです。これらはいわば「水銀の気持ち」であります。

それから、硫黄中毒になったときにもおすすめします。火山が噴火して硫黄ガスが出たとか、硫黄風呂に入って気分が悪くなったときには、ソーファーよりもまずマーキュリーソルです。

マーキュリーソルはあらゆる重金属中毒に合うレメディーです。歯を治療した後にはマーキュリーソルをとること。特に水銀の排泄にはヘパソーファーと一緒に使います。

膿のある潰瘍というのも、マーキュリーソルの特徴です。口内炎、口角炎、胃潰瘍、腸の潰瘍。アトピー性皮膚炎で膿や血が出るときには、水銀中毒によるアトピーだと思ってください。汗がヌルヌルし、ベタベタしている人にもマーキュリーソルが合います。

骨の問題にもマーキュリーソルです。骨の腫瘍や奇形、骨軟化、骨粗鬆症などに使われます。歯の問題や二枚爪、耳炎と耳だれ、下痢などもマーキュリーソルの特徴です。

★Nux moschata
Nux-m.（ナックスモシャータ／ナツメグ）

テーマ：注意力散漫。錯乱。放心状態。酩酊状態

精　神：
- 異様なほど快活で笑っている
- 何かに着手しても何も成し遂げられず、ただ一カ所に立ち続ける、放心状態で
- 精神錯乱。思考停止

身　体：
- 打ち克ち難い眠気
- 酩酊状態。昏睡状態
- 放心状態。睡眠状態
- 錯覚（遠過ぎに見える、斜めに見える）
- 体の冷え
- 土のような味覚

場　所：精神。神経
悪　化：歯肉を吸う。船に乗る。車に乗る。霞の天候。天候の変化。風の強い天候
好　転：温かい飲み物
解　説：
　ナックスモシャータはナツメグのレメディーです。ナツメグはインドネシアやマレーシアが原産の植物で、種に含まれるミリスチシンという成分は麻薬の元になります。また、エレミシンという成分も含まれていて、これは幻覚剤のメスカリンと化学的に関係があります。
　そのため、ナツメグを大量にとると幻覚症状を起こす人がいます。時間と空

間のひずみを感じて、5次元世界に行ったかのような、現実離れした感覚が起こる場合があります。飛ぶ感覚、浮遊感、手足が切り離された感覚、高揚感をおぼえて動きたくなくなることもあります。頭痛、吐き気、発語障害、激しい動悸などが起こり、倦怠感、落ち込みなどの後遺症が残る場合もあります。

　ナックスモシャータの精神的な特徴は、精神錯乱や思考停止状態です。注意力散漫になってしまうとき、放心状態になっているときにいいレメディーです。

　読書をしていると次第に放心状態になり、やがて眠ってしまう人。何かに着手しても何も成し遂げられず、一カ所に立ち続けている人。無感覚で酩酊状態。失神しそうな感覚。頭が大きくなったような感覚。ナックスモシャータにはこのような徴候があるため、周囲には非常に変わった人のように見えるところがあります。

　東日本大震災の被災地を訪れたときに、倒壊した自宅の前で呆然と立ち尽くす家族を見かけました。何を探すでもなく、ただ立ち尽くすだけ。その姿を見て、私はナックスモシャータが必要であると思いました。

　被災者の中にはまるでアヘン常用者のような精神状態で、危険が存在することに気付いていたにもかかわらず、事の成り行きを全く心配しないような人もいたようです。例えば、「津波が来るから逃げてください」と言われても、「自分はそんなものが来ても大丈夫」などと考えてしまう人です。そういう方の多くは、東日本大震災で亡くなられたことでしょう。このような人にはナックスモシャータが必要だったと思います。

　ナックスモシャータは統合失調症の人や、癲癇が起きて放心状態のまま歩き出すような人にも合います。ナルコレプシーのためのレメディーです。

★Nux vomica
Nux-v.（ナックスボミカ／マチンシ）

テーマ：関節の痛み。すべてに敏感すぎる

精　神：
- 自他ともに失敗を許せない。他人の失敗を激しく非難する
- 火のように激しく怒りに満ちた気分
- びくびくした不安と優柔不断
- 雑音や話し声に耐えられない。音楽や歌も刺激になり消耗する
- 言い間違え、書き間違えをする。単語を丸々書き落とす

身　体：
- 肝臓。二日酔い。飲み過ぎ
- 消化不良。ガスによる疝痛。便秘
- 痙攣様の収縮と痛み
- 関節が乾燥して痛む
- すべてに敏感すぎる
- 月経痛

場　所：肝臓。胃腸。子宮。神経
悪　化：そっと触れる。どんちゃん騒ぎ。つばを吐く。憤慨を伴ういら立たしさ。早く食べる。早く飲む。日の出の後。乾いたかけらを食べる。冷たい水。アルコール
好　転：温かい水。嘔吐後。後ろへ曲げる
解　説：
　ナックスボミカの原料はマチンという植物の実（マチンシ）です。マチンは樹皮や葉、特に実の中に毒があります。マチンの実はポイズンナッツとよばれ、この実を食べると吐きます。毒の成分はストリキニーネで、イグネシアと同じです。痙攣や引きつりを起こし、神経をイライラさせます。

ナックスボミカの人は不安があり、優柔不断です。自分は何もかも失敗すると思い込んでいます。一方で、立腹してけんか腰になり、他者の失敗を激しく非難する強い傾向があります。どんな些細なことでも、不快に感じたら見て見ぬふりをすることができません。人との対話で悪化する傾向があります。

　災害に遭ったとき、夫婦で一緒に避難した人がいました。そのとき、夫婦は飼っていた犬の鎖を外し忘れてしまいました。後からそのことに気づいたご主人は、奥さんに向かってものすごい勢いで怒ったそうです。避難するとき、ご主人は貴重品を抱えていたので、犬のことは奥さんがやるべきだったと言って責めるのです。そうは言っても緊急時ですから、忘れても仕方がありません。結局、犬は餓死してしまったそうです。「それで、私が悪いのだとすごく責め立てられてしまって」と奥さんが言うので、私はご主人にナックスボミカをとってもらうことにしました。このように、ナックスボミカの人は、他者の失敗を絶対に許しません。

　ナックスボミカの人はまた、雑音や話し声に一切耐えられません。音楽や歌も刺激が強くて消耗します。よく電車に乗っているときに話し声がすると「ちょっと静かにしてください」と言う人がいますが、まさにナックスボミカです。音楽が音漏れして聴こえてこようものなら、すぐに「やめてください」と言う人です。

　どんちゃん騒ぎの後で不眠になる人にもナックスボミカがいいです。刺激があると、いつまでもアドレナリンが下がらずに眠れないのです。そういうときには、コフィアとともにナックスボミカをとること。

　変わった特徴としては、すぐに言い間違えや書き間違えをします。単語を丸々書き落とすということもあります。

　身体面では、ナックスボミカは痙攣や引きつりにいいので、月経痛によく使います。月経痛があると根本体質治療をしたくてもできません。月経の量が多くて長引き、不正出血やひどい痛みがあるときにはナックスボミカをとりましょう。

　ナックスボミカの人は、あまり水を飲まない悪い癖があります。体の水分が不足している人は関節炎になりやすいのです。関節が乾燥して痛むのはナックスボミカの特徴です。ナックスボミカの人は温かい水を好むため、温かい水を

得ることが難しい災害時などは、ますます水を飲まなくなります。そのために、避難所生活をしていると関節炎が悪化する恐れがあります。

　ナックスボミカは肝臓にいいレメディーでもあり、消化不良や二日酔いによく使います。ある人は、赤ワインの中にナックスボミカを入れて飲んでいるそうです。たしかに二日酔いにならずにおいしくワインを飲めるかもしれませんが、飲み過ぎは体によくありません。

　体の解毒力を高めるためには、朝と晩にナックスボミカとソーファーをとりましょう。どちらが朝で、どちらが晩でもかまいません。

★Opium
Op.（オピューム／ケシ）

テーマ：ショックから昏睡状態。恍惚感とフラッシュバック

精　神：
　・心のショックから昏睡状態。意識を失った状態
　・恍惚感
　・フラッシュバックが起きる
　・死への恐怖
　・無関心

身　体：
　・気絶
　・感覚の麻痺。無感覚。痛みがわからない
　・長期の便秘
　・アルコール度数の高い酒を欲する
　・幻覚を見る
　・高熱。全身に熱い汗

場　所：神経（脳）。精神。腸。呼吸器
悪　化：非難・責め。意識喪失後。恐怖を伴ういら立たしさ。過大な喜び。スピリッツ。不安
好　転：ワイン
解　説：

　オピュームはケシのレメディーです。ケシにはきれいな紫色の花が咲きますが、その後にできる果実に傷をつけると、白い汁が出ます。これを集めて乾燥させたものがアヘンです。

　アヘンに含まれるモルヒネは鎮痛薬として、よく末期がん患者のターミナルケアで使われます。ただし、副作用として悪性の便秘が起こります。また、習慣性が強いので麻薬に指定されています。

　オピュームは心のショックから気絶したり、昏睡状態になったりしたときに使います。ナックスモシャータと似ていますが、ナックスモシャータはショックにより呆然と立ち尽くしている感じですが、オピュームはショックに対して勇敢に見えるときがあります。

　私が学長を務めるＣＨｈｏｍの学生の体験をご紹介します。山登りへ行くために早朝に家を出たところ駅のプラットホームで高いびきをかいて倒れている人がいました。脳梗塞で倒れていたのだと思います。朝早かったので周りには誰もおらず、その学生は困りながら最初にカーボベジを与えました。カーボベジは蘇生のレメディーですが、そうはいっても高いびきをかいている人にはカーボベジではありません。カーボベジは息もしないで倒れている人に合うレメディーです。次にオピュームを与えたところ、倒れていた人がパッと目を開いたのだそうです。それを見た学生は、急に怖くなって逃げ出してしまいました。その後、倒れていた人がどうなったのかはわかりません。でも、オピュームを与えたのはよかったと思います。

　オピュームは血栓で倒れた人にもいいレメディーです。オピュームの人はウイスキーのようなアルコール度数の高いお酒を好む傾向があります。そういう人は特に、血栓ができていないか注意が必要です。また、独りごとをぶつぶつとつぶやく傾向があります。非難や責めを受けると症状が悪化します。

　オピュームは、恍惚感や天上界にいるような感覚がある人に合います。被災

地に行ったとき、あちこち徘徊しているおじいさんがいました。自宅のあった場所と避難先の共同住宅の間を、何回も行ったり来たりしているのです。その方は以前から痴呆があったそうなのですが、被災後はそれがよりひどくなっていきました。娘さんが後を追いかけていくと、自宅のあった場所で恍惚感にひたるように、ニコニコ笑っていたそうです。これがオピュームの特徴です。

オピュームは幻覚を見るときに使うレメディーです。例えば、目が覚めた状態で、幽霊、悪魔、醜く歪んだ顔が見え、それらが自分を苦しめていると錯覚しているような場合です。不穏な夢を見て、精神錯乱になり、怒り狂うときにも使います。

フラッシュバックが起きる人にもオピュームが合います。あるとき、隣の家が火事になったのを目の前で見ていた子どもがいました。その子どもはよく、「お母さん、火が燃えているよ、燃えている」と言っていました。過去の出来事に意識がとどまってしまっているのです。そういうときには、アコナイトではありません。オピュームをとらせないと、現実に引き戻すことができません。

身体的な特徴としては長期の便秘です。痛みのない潰瘍から出血している場合にもいいです。麻酔の害にも合います。痛み止めをとり過ぎて無感覚になったとき、オピュームを使いましょう。

★Pulsatilla
Puls.（ポースティーラ／セイヨウオキナグサ）

テーマ：世界で独りぼっちのように思う。冷えから悪化

精　神：
- 嫉妬深くて欲張り。すべてを自分のものにしたがる
- 世界で独りぼっちのよう。たった一人で生きているように思う
- 震えるような不安。死が待ち受けているかのよう
- 自分の義務を果たしていないかのように思う

- 軽率、性急で優柔不断
- 穏やかで従順な気分。柔和で穏やか

身　体：
- 膿のような鼻水。痰。耳だれ
- 関節炎。場所はいろいろ変わる
- 胃の不調。吐き気。むかつき。食欲不振
- 月経困難
- 濃い帯下
- 子どものかかる病気（はしか、三日はしか、水疱瘡）

場　所：精神。耳。静脈。女性生殖器。呼吸器
悪　化：氷菓子。ソバ粉。パンケーキ。豚肉。果物。腐った肉・魚。生の食物。油。酢。胃にもたれる食物。閉め切った部屋の中。歯をつつく。足が冷えた後。頭や足がぬれる。日没後。過大な喜び。昼寝。軟部の損傷。薄明かりの中
好　転：横に曲げる。冷たい水を飲む。嘔吐。深呼吸
解　説：

　ポースティーラはセイヨウオキナグサのレメディーです。セイヨウオキナグサは英語でWind Flowerとよばれる植物で、風にそよそよと吹かれて何だか弱そうに見えるのですが、実はとてもしたたかです。花は冷たい風が吹く季節に咲き、夏になると落ちてしまいます。ポースティーラの人も夏に悪化します。また、セイヨウオキナグサは群生していますが、ポースティーラの人も一人でいることを好まず、ほかの誰かを求めて甘えたがります。

　ポースティーラの精神的な特徴として、嫉妬深く、欲張りで、何でも独り占めしたがり、満足しないというものがあります。例えば、被災地での支援活動で、おにぎりを配っているときに、「もう一個ください」と言う人です。それも、すでに一個もらっているにもかかわらず、「もう一個いるのです。私の娘の分が」と、実は嘘なのですけれども、そう言って余分に欲しがることがあります。

ポースティーラの人は、まるで世界中に自分一人でいて、自分はどこにも属していないかのように感じています。そういう不安感もあって、何でも独り占めしたがり、山ほどのものを抱えようとします。震えるような不安があり、まるで死がやって来るかのように思うこともあります。自分の義務を十分果たしていないかのように思えて、心穏やかではないときもあります。

　また、軽率、性急で優柔不断な面もポースティーラの人は持っています。災害に遭ったとき、不安にかられ、慌てて避難の準備をします。でも、慌てているせいで大事なものを持ち忘れてしまうことがあります。毛布、ティッシュ、トイレットペーパーなど、一つ一つ確認せずに手近なものをバッグに詰め込んで、気がつくとひしゃくみたいなどうでもいいものを持ってきていたりするのがポースティーラの人です。

　ポースティーラは中耳炎の子どもによく合うレメディーです。中耳炎は子宮内の環境を恋しがる人に起こります。私は大人になっても中耳炎にかかっていました。なぜなら、私がいた子宮は決していい環境ではなかったからです。私の母親は、お腹を叩いたり、水の中を泳いだりして、私を堕ろそうとしていました。おかげで何度も中耳炎になりまして、今現在右耳は全く聞こえません。とにかく、ポースティーラは、子宮内にもう一回戻って、母親との関係をやり直したい人のレメディーです。

　ポースティーラの人は、足と頭がぬれることで悪化します。また、冷えることで、鼻水、痰、耳だれが膿のようになって出てきます。ところが、冷えで悪化するにもかかわらず、閉め切った部屋にいられず、外気を欲します。ですから、みんなが寒いといって暖房をつけているのに、窓を開けたがります。それでいて、こたつを独り占めして自分だけ温まったりします。ポースティーラの人には、そういう不思議な人がいます。

★Radio Active + Fukushima + X-ray

RA（ラジオアクティブ／放射線の問題のコンビネーション）
Fukushima（フクシマ／福島の土）
X-ray（エックスレイ／X線）

　放射線の問題に関しては、ラジオアクティブと、フクシマ、エックスレイの3つを一緒に使うといいでしょう。
　放射性物質が漏れ続けているような状況であれば、1週間に1回でもいいので、このコンビネーションをとるようにします。放射線量の多い被災地では、1週間に1回といわず、ペットボトルに入った水にレメディーを入れてこまめにとることをおすすめします。

ラジオアクティブ

テーマ：何もなす術がない。放射線の害。がん

精　神：
　・落胆。失望。鬱
　・何もなす術がないという精神状態　　・不安で誰かといたい

身　体：
　・放射線の害　　　　　　　・甲状腺腫
　・扁桃の腫脹。喉の痛み　　・松果体の問題
　・吐き気。むかつき。嘔吐　・胃腸炎
　・潰瘍　　　　　　　　　　・頭痛
　・だるさ

場　所：内分泌系。精神
解　説：
　ラジオアクティブは、パラサイロイドグランド（Parathyr-gl.／副甲状腺）、

サイロイダイナム（Thyr.／甲状腺）、ケーライアイオド（Kali-i.／ヨウ化カリウム）、プルトニューム（Pluton.／プルトニウム）、カドミュームソーファー（Cadm-s.／硫化カドミウム）、ラジュームブロム（Rad-br.／臭化ラジウム）、ソル（Sol／太陽光）、ウラニュームニット（Uran-n.／硝酸ウラニウム）、セシュームハイドロクサイド（Caes-h.／水酸化セシウム）をコンビネーションにします。

　東日本大震災の被災者を対象に、ラジオアクティブのレメディーをとってもらい、震災以降の不調や症状がこのレメディーをとってどう変化するかの調査結果はすでに述べた通りです（⇒p.129）。また改善は見られないものの鼻水が出たり、くしゃみが出たり、花粉症様の症状が見られたり、悲しみや不安感が出てきたりと体と心で排出が始まった人がたくさんいました。そういう意味でこのレメディーは抑圧された問題や慢性的な症状にいいかもしれません。

　ラジオアクティブは、何もなす術がないという精神状態、落胆、失望にいいレメディーです。

　福島のある農家の方は、原発事故の後の放射線量が多くてナシもモモも売れないと言い、農家をやめようかと悩んでいました。このような放射線の被害による心の落胆には、ラジオアクティブのレメディーをとるのが一番いいと思います。

　放射線のレメディーは、たいてい鬱と関係します。ウラニュームニットの人は、非常に暗くなり悪い方ばかり見る傾向があります。ラジュームブロムの人は、誰かがいないと不安で仕方がありません。ですから、原発事故後の鬱の問題を解決するために、ラジオアクティブのレメディーが作られたと思ってください。

　ラジオアクティブはがんとも関係します。放射線は原発に限らず、日常のあらゆるところで使われています。ジャガイモには発芽抑制のために放射線が照射されています。放射線はDNAを傷つけます。原発事故は関係ないと思っている方も、このラジオアクティブのレメディーをとることをおすすめします。

　放射性物質を怖がれば怖がるほど、放射線の悪影響を受けてしまいます。そこに意識をチューニングしてしまうからです。

　私はイギリスにいたころ、セラフィールドに何回も行きました。セラフィー

ルドとはイギリスにある原子力発電施設で、過去に事故を起こして周辺住民の健康被害が問題となったところです。私もそこで被ばくをしてきています。また、チェルノブイリから送られてきた素材に触れて、ドキュメンタリーの編集をしたこともありました。地球の大気圏内は核実験のおかげで放射性物質だらけです。それでも私たちは生きています。

そもそも、太古の地球上の微生物たちは、宇宙から降り注ぐ強い放射線と、大地の放射性物質が発する放射線の中で生きてきました。例えば、ロドコッカス属という細菌はセシウムを取り込んで濃縮する働きがあります。また、南相馬の水田ではバクテリアの働きで放射性セシウムが無害なバリウムに原子転換していることが確認されています。放射線の害に対しては、レメディーとともに発酵食品など菌の働きを取り入れるといいでしょう。

フクシマ

テーマ：悲しみ。不安。鬱。だるさ。眠気

精　神：
- 突然悲しくなる
- 将来的な不安
- 家に帰りたい
- 無気力。やる気がない。投げやり

身　体：
- 頭重感。こめかみの頭痛
- 全身のだるさ。脱力感
- 体のしびれ
- 眠気。意識がぼんやりする。集中できない

場　所：精神。神経
解　説：
　フクシマは、福島第一原発から２kmのところの土から作られたレメディーです。その土には原発から漏れ出した放射性物質も含まれているでしょう。そ

れを希釈振盪し、30Cという原物質が全く含まれていないポーテンシーにして、プルービングを行いました。

すると、「何だか急に悲しくなった」、「胸が詰まって一人でいるのが怖い」、「ここにいるのがとても不安で家に帰りたい」、「自分はどうなるか、将来的に不安で、涙が出て来た」、「魂が体から離れていきそう」、「やる気がない、どうでもいい、投げやりな気持ち。わーっと叫びたい」などの精神状態があらわれました。精神的にはどんどん鬱になっていく傾向に合うレメディーのようです。

身体的には、「頭が重く後ろに引っ張られるような感じ」、「こめかみの頭痛」、「体全体がだるくて脱力感がある」、「体のしびれ」、「眠気」、「頭がぼーっとする。集中できない。講義が頭に入らない」などの徴候があらわれました。

何の物質も入っていない30Cのレメディーで、このようなことが起こるのですから、ホメオパシーというのはすごいものだと思います。福島の人たちも、おそらく今ここにあげたようなことを感じていたことでしょう。

私たちも、これらの徴候が見られるときにフクシマのレメディーを使うべきだと思います。地に足がつかなくて、何をするべきか判断できないときに、とってみてください。

エックスレイ

テーマ：悲しくて他人と一緒にいたがらない。X線被ばく

精　神：
- 悲しみ。他人と一緒にいたがらない
- 特に月経前から月経中にかけてイライラし、人を殺したい

身　体：
- 貧血。白血病
- 放射線治療を受けたがん患者に
- 放射線皮膚炎
- 眠気。慢性疲労

場　所：血液。皮膚
悪　化：ベッドの中。外気。寒さ。動作。午後。夕方。夜
好　転：熱い湿布

解　説：
　エックスレイはX線のレメディーです。
　原発事故で漏れ出した放射線が影響して、それが害になるというのは、今までに何度もCTスキャンやレントゲンで被ばくをしているからです。日本人は外国人に比べてはるかに多くのCTスキャンやレントゲン撮影をします。そのため放射線に対するサセプタビリティ、いわゆる「感受性（影響の受けやすさ・かかりやすさ）」を持っています。もしCTスキャンやレントゲンの影響を克服できている人であれば、放射線に対するサセプタビリティはもっていないでしょう。しかし影響を克服できていない人、すなわち放射線が身体的にトラウマになっている人は放射線に対するサセプタビリティを持っており、敏感に反応してしまうし、強く悪影響を受けてしまいます。
　これがいわゆる症状です。つまり、わずかな放射線でもすぐに症状が出てしまうのが多くの日本人なのです。このような人には、身体的トラウマになっている放射線を克服してもらう必要があり、そのために必要なのがこのエックスレイや、ラジオアクティブ、フクシマのレメディーです。これらのレメディーをとることで放射線に対するサセプタビリティが解放され、放射線による悪影響を受けにくくなると同時に自己治癒力が高まり、これまで放射線で傷ついたDNAが修復されます。
　精神的な徴候としては、悲しくて他人と一緒にいたがらない、特に月経前から月経中にかけてイライラし、人を殺したい欲望がある、といったものがあります。
　身体的には貧血や白血病に使います。血球の減少をもたらすX線を希釈振盪することで、血球の増加を促すレメディーになるのです。また、放射線治療などを受けたがん患者や、放射線皮膚炎、慢性的な痒い発疹などにもいいレメディーです。

★Rhus tox.
Rhus-t.（ラストックス／アメリカツタウルシ）

テーマ：自分は独りぼっちで周りはみんな死んでいる。筋肉と関節の炎症

精　神：
- 憂鬱で不機嫌、不安げで、まるで不幸が待っているかのよう
- 自分は独りぼっちで周りの人々は死んでしまったかのように不安
- 親しい友人と別離したかのように不安

身　体：
- 筋肉と関節の炎症
- 筋肉の痛み、こわばり。リウマチ
- 筋挫傷。捻挫
- ヘルペス。帯状疱疹。水疱瘡。はしか
- 腕力や体力が低下
- しもやけでむずむずする

場　所：筋肉。関節。皮膚
悪　化：雨に打たれたり冷えたりする。手足を使いすぎる。筋肉をひねる。汗でぬれる。水浴。肉体疲労。秋。立ち上がった後。ものをつかむ。伸びをする
好　転：硬いものの上に横たわる。温かい水を飲む。屈んだ状態で歩く
解　説：
　ラストックスはウルシ科の植物です。ウルシにかぶれると、小さな赤いぶつぶつができ、それが合体して大きな水疱になっていきます。そこで、ラストックスのレメディーは、似たような症状のアトピーやヘルペス、帯状疱疹、じんましんなどに対して使われます。

　ラストックスの人は、「憂鬱で不機嫌、びくびくと不安」そうにしています。「まるで不幸が待っているかのよう」、もしくは「独りぼっちで周りの人々は死

に絶え静寂に包まれているかのよう」、「親しい友人と別離したかのよう」です。室内にいると最も悪化するため、外に出て歩きたがる傾向があります。「午前中よりは午後、本当に心臓に悪い不安」が起こります。「夜の半分は大変な心配のため眠れず、常にびくびくと不安で汗をかくほど」です。

　ラストックスの人は冷えや湿気で悪化しますが、それは自分の汗による冷えです。ポースティーラのように、雨にぬれたり、水に浸かったりして冷えた場合ではありません。

　ラストックスの人はよく働きます。被災地の支援活動で、最もよく働くのはラストックスの人です。ただし、働いて汗をかくことで冷えると、次の日には関節が痛くてうんうんとうなりながら、高熱を出していたりします。話を聞くと、その人はかぜのときにいつも関節が痛くなると言います。これがラストックスの人の特徴です。

　同じ熱でもいろいろなレメディーがあります。恐怖におののいて発熱しているならアコナイトです。怒りながら熱を出しているならベラドーナ。節々が痛くて震えているならラストックスです。

　レメディーを選ぶとき、前の日に何をしていたかを聞いてみるのもいいでしょう。「みんなを助けなければいけないから一生懸命薪を運んでいました」と言うならば、それはラストックスです。ポースティーラの人は、絶対にそんなことはしません。性格が出るのです。

　冷えのレメディーも、ポースティーラか、ベラドーナか、あるいはラストックスかと、いろいろ考える余地があります。髪を切ってから頭だけが冷えて調子が悪くなったならベラドーナでしょう。特にお年寄りが帯状疱疹を出して痛がっているならラストックスです。

　ラストックスは腕力や体力が低下する傾向にいいレメディーです。筋肉疲労、手足の使い過ぎなどで症状が悪化する場合、ラストックスを使いましょう。筋肉や関節の炎症にとてもよく合います。

　ラストックスの人は病んでいるところを酷使することが大好きで、肩が凝っているなら「ミカンを山ほど背負えば治る」と言ったりします。私の母親もそうでした。私は母親から、足を捻挫したときに「ボキボキすれば治るのだ」と言われて、散々ひねられました。おかげでそれから、ますます捻挫をするよう

になりました。母は恐ろしい人でした。
　体を酷使してリウマチになる人にもいいレメディーです。ラストックスの人は加減を知りません。動いたときだけ調子がよくなる傾向があるのですが、それはもともと循環の悪さをもっているからです。だからしもやけになったりします。発汗、入浴、ぬれると悪化します。硬いものの上に横たわると好転します。つまりせんべい布団で寝ていたいのです。

★Ruta
Ruta（ルータ／ヘンルーダ）

テーマ：無二の親友にだまされ信じられない。骨折。打撲

精　神：
・悪い予感がし、何か思い通りにいかないと腹を立てて不機嫌になる
・口ごたえばかりをし、けんかっ早い
・無二の親友にだまされ、信じられないと思う

身　体：
・骨や腱の痛み。骨折
・打撲
・関節の痛み（手首、足首、指）
・激しい疼痛
・テレビの見過ぎによる目の痛み

場　所：骨。腱。軟骨。関節。目
悪　化：骨の損傷を伴う傷。骨の損傷。生の（調理していない）食物。遠くの物を見る。長時間見る。打撲傷
好　転：階段や坂を上る。手でぬぐう。体肢を持ち上げる

解　説：
　ルータはミカン科の植物でヘンルーダといいます。ネコがこの植物を嫌うのでネコヨラズとも呼ばれます。私はルータの香りが好きで、ルータの風呂に入るのも好きです。
　シェイクスピアやミケランジェロは、眼精疲労にルータを使っていたといいます。シェイクスピアは数多くの本を書いていましたし、ミケランジェロは上を見ながら天井画を描いたそうですから、ルータはそういう目を酷使したときに使われていたのでしょう。
　ルータには、ルチンという成分が含まれています。ルチンには毛細血管を強化して血流を改善するという素晴らしい働きがあります。血圧を下げるので、高血圧や動脈硬化の予防に有効です。さらにビタミンCの吸収を助けます。抗酸化作用があり、がんを抑制します。がんには特にルータのマザーチンクチャーを使います。
　ルータの人は、悪い予感を持っています。何か自分の思い通りにいかないことがあると不平に満ち、すぐに腹を立て、けんかっ早くなり、口ごたえをする傾向があります。猜疑心が強く、無二の親友のことすら信じられなくなり、常にだまされていると思い込んだりします。
　私もずいぶん親友にだまされたので、足の腱が悪くなり、足が伸びなくなって、何回も捻挫をしました。ルータは腱、靭帯、骨の損傷に素晴らしくよく効くレメディーです。私はルータのおかげで、親友にだまされても布施波羅蜜だと思えるようになりました。「どうぞ持って行ってください、差し上げます」と思えるようになると、靭帯や腱が楽になります。アキレス腱が切れるときも、誰も信じられないという感情を持っているときが多いと思います。
　被災地でも親友に裏切られた人はいたはずです。例えば、避難中に捻挫をして足を引きずっているのに、親友が「悪いな、俺は先に行くから」といって自分を置き去りにしていった。自分も走って避難したかったのにできなかった。生きるか死ぬかの場面ですから、そういうこともあるでしょう。でもそのときの感情は後々まで影響して、なかなか捻挫が治らなかったりします。こういうときにルータはとてもいいレメディーです。
　捻挫は、無理やり何かをやらされたとき、意に反してやるときに起こること

が多いです。よく捻挫をするという人は、自分がしたいことを見つけることが必要かもしれません。

　ルータは骨折にもよく使います。骨折にはシンファイタムも使いますが、初めにルータ、次にシンファイタムをとります。アルファベット順にRが先、Sが後と覚えておきましょう。ルータは骨折した骨を元の位置に戻します。骨をきちんと着床させてから、シンファイタムで骨芽細胞を出させます。この順番を間違えると大変です。

　捻挫して骨が折れているかのように痛い、激しい疼痛がする。こういうときは、骨が折れているかいないかに関係なくルータです。

　生の食物を食べて悪化するのもルータの特徴です。被災地では、調理されていない生のものを食べなければいけないことがよくあります。それで下痢をして、アーセニカムが効かず、チャイナも効かない。突然の下痢に対するボーラックスも効かない。そういうときにはルータを試してみてください。

　震災のときに、現地の情報を知りたくてテレビにくぎ付けになっていた人がいますが、テレビの見過ぎで目が痛いというようなときにはルータです。避難先にいて懐中電灯で本を読んでいたら目が疲れてきた、という人にも合います。

★Sepia
（シイピア／イカ墨）　Sep.

テーマ：自分は不幸で消えてなくなりたい。体が冷たい。月経の問題

精　神：
　・自分はとても不幸だと思っている
　・悲しく、悲観してすぐに泣く傾向
　・消えてなくなりたい
　・自分の病気は治らないと思っている
　・自分の体が醜くなる夢

身　体：
- 水にぬれると骨まで冷たく感じる
- 月経の周期や量の問題。PMS
- 緑色に膿んだ悪臭のする帯下
- 重い感覚―瞼、胸部、腹部、足など
- 皮膚の荒れ。ウオノメ。イボ。苔癬

場　所：女性生殖器。皮膚。手足。消化器
悪　化：頭が冷えていた後。馬の背に乗る。広い所を見渡す。髪を切る。冷水浴。発汗でぬれる。知らない人の中。ピアノを弾く。足がぬれる。閉め切った部屋の中。煙。新月。ひざまずく。ジャガイモ。こしょう
好　転：体を動かす。冷たい水を飲む。たばこ

解　説：
　シイピアはヨーロッパコウイカのイカ墨から作られたレメディーです。昔はイカ墨を絵の具やインクとして使っていました。メスのコウイカは産卵をすると体力を失い、寿命が短くなります。泳ぎもせず、波打ち際に打ち上げられていることもあります。私はよくそれを拾い、母に持ち帰って喜ばれました。産卵後のコウイカは、泳いで沖に戻ることができないくらいエネルギーを消耗しているのです。ですから、シイピアは妊娠中に悪化、子どもを産んで悪化、子どもを育てて悪化する人のためのレメディーになります。コウイカは産卵した子どもに全く興味がありません。何よりも力尽きて寝てばかりいます。そういう人に合うレメディーがシイピアです。
　シイピアの人は、「惨めな存在でいることにこれ以上耐えられない。消えてなくなりたい」と思っています。この「消えてなくなりたい」という言葉、どこかで聞いたことがあると思ったのですが、私の患者さんがよく口にしている言葉でした。
　また、シイピアの人は知らない人々の中に行くと悪化します。災害時の避難所生活では知らない人と枕を並べて寝なければなりません。そんなとき、すぐ便秘になる人には、シイピアのレメディーがいいです。

「人嫌い。一人になりたい」、「すっかり気力がなくなっている」、「些細なことでひどく憤激することがある」、「寝床に身を投げ出し、何も食べずに一日中横たわっている」、「何事に対しても非常に投げやりで無関心、無感動」。シイピアの人は疲れすぎています。子どもが泣いていようが、おしっこをしていようが、ふん便をしていようが、何もしません。疲れきっているために何もできないのです。

よくシイピアの人は、「今の自分の状況は終わることがない」とか、「自分の病気は治らない」などと、悲観的に物事を考えます。ホルモンのバランスが悪いからでしょうか。常に自分を不幸だと思っています。少しばかりのことで驚き、怖がる傾向もあります。

シイピアには、ジャガイモを食べると悪化するという珍しい特徴があります。同じ特徴を持つのはアルミナのレメディーです。ジャガイモにはアルミニウムが結構入っているのではないでしょうか。

シイピアの人は頭が冷えることで悪化するので、帽子をかぶることが好きです。水にぬれることで骨の髄まで冷たくなります。レイノー症候群で、例えばお茶わんを洗うと、手が真っ白になったまま戻らなかったりします。発汗でぬれたり、お風呂に入ったりしても悪化する傾向があります。

また、シイピアの人には、口の周りが黄色く見えるという特徴もあります。血液が回っていないのでしょう。口の周りのトラブルは、生殖器が弱いことのあらわれです。生殖器の問題、特に月経周期や月経量、緑色に膿んだ悪臭のする帯下などに、シイピアはいいレメディーです。

★Silica
Sil.（シリカ／二酸化ケイ素）

テーマ：些細なことに敏感。精神衰弱。爪のもろさ

精　神：
- 些細なことにとても敏感で、精神衰弱になっている
- 些細なことにいちいち立腹したり不安になる
- 本を読んでも、書き物をしても、少しのことで消耗する
- 悪夢を見て不安。毛むくじゃらの動物が体に乗っている夢

身　体：
- 爪がもろくボロボロになっている
- 病的腫瘍と腺の腫れ。腺の炎症
- 潰瘍で激しく痛む
- 手足などの冷え
- 膿

場　所：神経。骨。爪。皮膚。髪
悪　化：足が冷えていた後。足がぬれる。素早く飲む。塵肺。単一部分の冷え。燻製物。歯肉を吸う。慰め。腺の損傷を伴う傷。雷雨。とげ。治癒した傷が再び開く。目の向きを変える。冷たいものをつかむ。何かに強打する。満月の間。満腹になるまで食べる
好　転：鼻をかむ。飲む。激しい運動。人中で
解　説：
　シリカは二酸化ケイ素、石英のレメディーです。シリカは人工関節や人工心臓弁、美容整形術などに使われています。これらの体内に使われたシリカの副作用には、細胞の硬化、乾燥したリンパ節の肥大、強皮症、硬化症、慢性疲労症候群などがあげられます。また、ケイ素の粉じんを吸入すると、珪肺という肺疾患が生じることがあります。急性の場合、呼吸困難、咳、熱、チアノーゼ

などを起こします。このような問題に対しては、シリカのレメディーを使いましょう。

　シリカの人は、些細なことにとても敏感で、精神衰弱になりがちです。物音にびくびくして不安になったりします。本を読んでも、書き物をしても、少しのことで消耗する人です。また、落胆する傾向があります。注意力が散漫で、みぞおちに落ち着きのなさを感じます。自信がないのです。

　骨や歯、爪にシリカは必要です。シリカが不足すると、例えば爪が変形しやすくなります。マーキュリーソルは二枚爪になる人に合いますが、シリカは爪がボロボロになる人に合います。

　シリカは病的な腫瘍と腺の腫れにも合います。激しく痛む潰瘍にいいレメディーです。マーキュリーソルも似ていますが、マーキュリーソルは膿と血が出る潰瘍に使います。

　シリカの人は、手足がとても冷えて、なかなか温まりません。雷雨などの荒れた天候で悪化する傾向があります。足がぬれても悪化します。体がとても弱っている人には、根本体質のレメディーであるシリカを与えてみてください。

　シリカは異物排泄のレメディーとしてよく使われます。魚を食べて骨が刺さったときや、とげが刺さってなかなか抜けないとき、ほこりで悪化したり塵肺になったりしたときは、すぐにシリカをとりましょう。

　震災のとき、びっくりした拍子にコンタクトレンズが目の裏に行ってしまい、出て来なくなってしまった子どもがいました。痛くて仕方がないですし、片目しか見えませんから距離感がわからず、とても危なっかしい状態でした。そのときに、シリカのレメディーを3回リピートしました。すると、3回目にとったとき、プルンとレンズが目から落ちてきました。災害時にはコンタクトレンズだけでは心配ですから、視力の悪い人は日ごろからメガネを用意しておくことが大事です。

★Staphysagria
Staph.（スタフィサグリア／ヒエンソウ）

テーマ：この世でうれしいことなど一つもない。切り傷を治す

精　神：
- 自分の境遇を深く嘆き、この世でうれしいことなど何もないと思う
- 内に秘めた悔しさを伴う腹立ち
- 外部の物事に無関心
- 生きる意欲がなくなる。死んだ方がまし
- 怒りに満ちた夢

身　体：
- 切り傷　　・切られるような、裂くような、刺すような痛み
- 歯痛　　　・性器の痛み　　　・シラミ

場　所：精神。神経。皮膚
悪　化：憤慨を伴ういら立たしさ。昼寝後。切り傷。他者の不品行。歯みがき。非難から。不幸な愛。悲嘆を伴う無言の失意
好　転：あくび。かみつく
解　説：

　スタフィサグリアはヒエンソウの仲間で、とてもきれいな青い色の花が咲きます。でもキンポウゲ科の植物なので毒があります。アコナイトと同じアコニチンという成分が含まれていて、痙攣や呼吸麻痺などを引き起こします。葉の形もアコナイトと似ています。

　スタフィサグリアの人は、「自分の境遇を深く嘆き、この世でうれしいことなど何もない」と思ったりします。また、不安をかき立てるような考えや過去の出来事が、まるで現在のことのように思い浮かび、不安になることもあります。何を見ても実際とは別のものに見えてしまい、生きる意欲がなくなっていきます。

震災のトラウマを抱え「今まさに津波がくる、地震がくる」と不安にかられていた被災地の方々に、スタフィサグリアのレメディーはとても効果がありました。水の恐怖にはマーキュリーソルを一緒にとることをおすすめします。
　スタフィサグリアの人は非常に腹を立てやすく、非難や憤慨を伴ういら立ちしさから悪化する傾向があります。手に取るものすべてを投げ捨てたくなるほど立腹しますが、ぐっとこらえて我慢しているのがスタフィサグリアの人です。東日本大震災で、周りから責められていた福島の人たちに、スタフィサグリアは合うでしょう。怒りを抑圧している人には、スタフィサグリアとコロシンスです。2つのレメディーの違いですが、スタフィサグリアは怒りを抑圧し続け最終的に爆発します。コロシンスは爆発できず体に痙攣が起こります。そういう違いがあります。
　スタフィサグリアには、他者の不品行で悪化する傾向もあります。そういうことを目の当たりにすると、スタフィサグリアの人は憤慨するのですが、やはりそこで憤りを抑えてしまいます。
　例えば、被災地で物資の配給が行われているとき、みんなが列を作って並んでいるにもかかわらず、それを無視して最初に物資を取りに行く人がいたとします。それを見ると、スタフィサグリアの人はものすごく憤慨します。ところが、そこで何も言えないのです。スタフィサグリアのレメディーをとると、列を無視して物資を取りに行く人を見たときにつかつかと歩み寄って、「みんな並んでいます。だから後ろに並んでください」と言えるようになるでしょう。しかし、スタフィサグリアをとらなくても、私たちは人の不品行を注意できるようにならなければいけません。
　身体面では、スタフィサグリアは斧で叩き切られるような痛みに合うレメディーです。切られるような痛みというのがスタフィサグリアの特徴です。帝王切開のように手術で切られたところがケロイドになるようなとき、スタフィサグリアはとてもいいレメディーです。引き裂くような痛み、関節の圧するような痛みにもいいです。
　シラミが寄生しやすい人にもとても合います。シラミは自分の尊厳がなく、自己卑下しているときに付きやすくなりますから、そういう人はぜひスタフィサグリアをとってみてください。

★Stramonium
Stram.（ストラモニューム／シロバナヨウシュチョウセンアサガオ）

テーマ：死について考え続ける。高熱。うわ言

精　神：
- 自分は死ぬ、今晩は迎えられないと思い込む
- 死ぬのがうれしくて自分の埋葬の準備を整える
- 手が付けられないほど怒り狂う。殴りかかる。殺そうとする
- 恐ろしさに満ちた幻想。自分が屠殺され、焼かれ、食べられるという空想
- 独りぼっちで荒野に取り残されたように思い込み、怖がる

身　体：
- 高熱。熱さと寒けが交互する　　・激しい痙攣
- 恐水症。水を嫌悪　・光線狂。光に敏感。光や水を見ると痙攣が起こる
- 関節面が分離したような感覚

場　所：精神。脳。視覚。循環器（脈拍）
悪　化：知らない人の中。きらめく物を見る。閉め切った部屋の中。液体を飲み込む間。やけど。暗闇
好　転：人中。太陽の下。酢。光
解　説：
　ストラモニュームはナス科のシロバナヨウシュチョウセンアサガオのレメディーです。墓場に多く見られる、とても不気味な植物です。花は日中、ねじれた状態で閉じており、夜に開花します。花からは甘い香りがして、蛾が飛んできます。ところが、蛾は花の蜜を吸うと、花の下に落ちてしまいます。花の蜜が麻酔薬のように働くからです。
　とげのある果実は夜中に割れて、中から毒を含んだ種がぱらぱらと落ちます。毒の初期症状として、粘膜が乾燥し、喉が渇き、視界がぼやけ、光に恐怖をおぼえ、尿が出なくなります。高熱、錯乱状態になり、感情が激発します。

幻覚が見えるようになって、死体や皮膚を這う虫が見えたり、物体が歪んで見えたりします。記憶喪失になることもあります。このような幻覚や記憶喪失がストラモニュームの毒作用の特徴です。ほかにも行動が熱狂的になり、性的興奮や闘争心が非常に強くなる傾向も見られます。

ストラモニュームは高熱とうわ言のレメディーです。ストラモニュームの人は死について考えます。「自分は死ぬ、今晩は迎えられまい」と思い込んだりします。「死ぬのがうれしくて自分の埋葬の準備を整える」人もいます。しかし、ほかのことに関してはしっかりとした理解があり、体の具合もおかしくありません。精神だけがおかしくなっている状態です。

以前、実際にうわ言で葬式の準備をさせたおじいさんがいました。40度の高熱にうなされていましたが、ガバッと起きて「棺桶を持ってこい」とわめきだしました。「今日で死ぬだろうから棺桶を買ってこい」と言うのです。まるで狐が憑いたようで、どうしたらいいだろうかと考えました。初めにベラドンナをとらせましたが、効きません。ハイオサイマス（Hyos.／ヒヨス）をとらせても効かない。両方とも痴呆に合うレメディーなのですが効かないのです。最後にストラモニュームを与えると、ぐうぐうと寝つきました。そして、翌朝起きて「俺、生きている」と言ったのです。何か切羽詰まっているときには、ストラモニュームがいいと思います。

ストラモニュームのプルービングでは、「犬に胸部をかまれて肉を食いちぎられる」と、狂ったように言った人もいました。もちろん、そんなことにはなっていません。「非常に悲しく、死について考え、激しく泣く」、「うわ言をたくさん言い、支離滅裂なことをしゃべる」、「手がつけられないほど怒り狂う」、「恐ろしさに満ちた幻想。幽霊が見えていると思い込む」という人もいました。恐ろしさに満ちた幻想、幻覚で、幽霊が見えるときには、カーボベジ、ストラモニューム、アーセニカム、シリカの4つを使ってみてください。

ストラモニュームの高熱は、熱に続いて寒けがし、まだ熱が上がるというように、熱と寒けを交互に繰り返すのが特徴です。関節が分離したような感覚に合います。

そのほか、知らない人の中・意識の喪失後・流れる水を見ると悪化するという傾向があります。人を見るとかみつきたくなるというのも特徴です。

★Sulphur
Sulph.（ソーファー／硫黄）

テーマ：自分はとても不幸だと思う。排泄促進

精　神：
- きっかけもなく極めて不幸だと感じる。死にたいと願う
- 人々が不当なことをする、そのせいで死ぬという妄想
- 哲学的、宗教的な空想
- 手がつけられないほどの癲癇を起こす子ども

身　体：
- 疥癬のような発疹
- 皮膚の痒み（むずむずする、ヒリヒリする、快い）
- 皮膚をかいた後で出血
- ひび割れ。ただれたように痛む
- ささくれ
- 早朝の下痢
- 寒けの後に熱さ、その後再び寒くなる

場　所：皮膚。爪。腸
悪　化：びらん・ただれ。鉄製鍋で調理した食事。穀粉・卵。乳でできた食物。酸っぱいワイン。水に沿って歩く。昼寝。満腹になるまで食べる。満月の間。不潔。高く登る。排尿後。下方を見る。日没から就寝に空気の中で
好　転：かがんだ状態で歩く。指でほじる
解　説：
　ソーファーは硫黄のレメディーです。硫黄はタンパク質の重要な要素で、人体では皮膚のケラチン、爪、髪に含まれています。私たちはタンパク質を使って筋肉を動かしています。

ソーファーの人は、哲学的、宗教的な空想をする傾向が強いです。自分が美しい衣服を持っていると思い込む人や、「持ち物が多すぎるといいながら自分の持ち物を壊し、投げ捨てる」人もいます。

　ソーファーは、「きっかけもなく極めて不幸だと感じる憂鬱病のよう」な状態で、死にたいと願う人のためのレメディーです。「人々が不当なことをする、そのせいで私は死ぬ」という妄想を持つ人もいます。いわゆる被害者意識ですが、そういう意識が出てくるのは、実は湿疹を抑圧したからなのです。

　ソーファーは皮膚にいいレメディーで、あかぎれ、ひび割れ、皮膚湿疹に使います。ソーファーの人は不潔な髪の毛をしていたり、風呂に入ると悪化したりします。

　寒けと熱さが交互するときにもソーファーを使います。ただし、熱があるときに寒けがして、さらに熱が上がるストラモニュームとは異なり、ソーファーは寒けがしてから熱が出て、また寒けが戻る場合に使います。

　また、ソーファーはナックスボミカとともに解毒と排泄促進のレメディーでもあります。ナックスボミカは肝臓に働き、ソーファーは腸に働きます。朝晩でとりましょう。

　それ以外にも、次のような症状にソーファーは使われます。

　頭が朦朧とする。近視。聴力が鈍い。低くうなるような耳鳴り。耳の中で轟音がする。鼻血。喀血を伴う持続的な咳。激しい空腹。食後のむかつき。左脇腹に刺痛。肛門の痒み。手のひらに汗。手指の麻痺。足が重い。両足の冷え。足に発汗。日中の眠気。睡眠中の引きつり。体の黄色いしみ。

★Symphytum
Symph.（シンファイタム／ヒレハリソウ）

テーマ：自信のなさ。骨粗鬆症。骨折

精　神：
　・主張性のなさ
　・物事を達成する能力に関する自信のなさ
　・集中力の欠如
　・記憶力の弱さ

身　体：
　・骨粗鬆症。腱と靭帯の弱さ
　・あらゆるタイプの骨折
　・骨折部位の炎症、ヒリヒリする痛み
　・骨の結合不良
　・激しすぎる活動後の腰痛

場　所：骨。腱。靭帯
悪　化：骨や骨膜の損傷。激しい運動
好　転：温か（暖かさ）
解　説：
　シンファイタムは、英語名はコンフリー、和名はヒレハリソウという植物から作られるレメディーです。昔はヒレハリソウの葉を天ぷらやサラダにして食べていました。しかし、肝臓障害を起こすといわれ、日本では2004年に販売が中止されました。いいものはすぐに国から販売を止められてしまいます。
　ヒレハリソウにはアラントインという成分が含まれています。この成分は花に多く含まれていて、骨や軟骨の成長、傷の回復を促進させる効果があります。そのほかには、腸内の有益な細菌を増やす働きがあるイヌリン、悪性貧血を防いでタンパク質を合成・修復するビタミンB12などが含まれています。骨

が弱い人は貧血であることが多いですが、ヒレハリソウは両方の問題に合う薬草です。

　カルシウムが不足して骨が弱い人は、優柔不断で自分を主張することができません。ヒレハリソウの茎や葉を見ると、白くて荒い毛がたくさん生えています。触ると、とげとげしています。ポースティーラもそうですが、こういうところにはよくカルシウムが入っています。

　このような原物質の特徴から、シンファイタムは骨にいいレメディーとして使用されています。腱や靭帯のもろさ、骨粗鬆症、あらゆるタイプの骨折に使われ、仮骨形成を促進します。

　アルコール中毒で脳の末梢神経に障害があり、委縮した脳を活性するときにもシンファイタムは使われます。記憶障害とか、痴呆症のようなときです。こうした問題もカルシウムが関係しており、シンファイタムの植物カルシウムを使うことはとても効果的です。

　シンファイタムは貧血や倦怠感にもいいレメディーです。また、激しい活動後の腰痛にも合います。例えば被災地でがれきを運んだり、農業で腰を曲げて草取りをしたりした後に起こる腰痛には、シンファイタム、ラストックス、アーニカを使うことをおすすめします。

　集中力の欠損や記憶力の弱さにも、シンファイタムは使われます。自分を主張することができない人にもいいレメディーです。

★Veratrum album
Verat.（バレチュームアルバム／バイケイソウ）

テーマ：すべてがまるで夢の中のよう。冷えと下痢

精　神：
　・統合失調症などの精神疾患
　・妄想。虚言。すべてがまるで夢の中のよう
　・大騒ぎし、逃げたがり、なかなか引き止めることができない
　・異常行動
　・宗教的

身　体：
　・全身の冷え
　・嘔吐
　・下痢
　・目の周りに青いくま
　・果物や塩辛いものを欲する

場　所：精神。消化器。循環器（心臓、血管）
悪　化：果物。洋ナシ。ジャガイモ。ソバ粉。パンケーキ。野菜。茶。生の（調理していない）食物。春。秋。肉体労働。肉体疲労。他人が話すこと。泣くこと。無活動。怒り
好　転：温かい水を飲む。上昇。立ち上がる際

解　説：
　バレチュームアルバムはバイケイソウとよばれる植物です。これは有毒なのですが、昔からごく少量を高血圧、下痢、精神疾患の治療に使っていました。毒の作用として、おさまることのない不安、極度の冷え、筋肉の衰弱、過剰な唾液分泌、視界のかすみ、胃腸の灼熱感、嘔吐、下痢、徐脈などが起こりま

す。また、低血圧による虚脱が起こり、最終的には昏睡状態になって死にます。

ホメオパシーでは嘔吐や下痢にいいことから、「植物のヒ素」ともよばれています。

ハーネマンは、バレチュームアルバムについて、「この薬剤が、精神病院にいる狂人たちの約3分の1の治癒を促進する」と言っています。ですから、これは精神錯乱に陥ったときにとてもいいレメディーです。

バレチュームアルバムをプルービングした結果、さまざまな精神面の徴候があらわれました。「自分の靴を噛みちぎり、その断片を飲み込む」とか、「自分のふん便を飲み込む」、「自分の親族がわからない」、「自分は侯爵だと言い、自慢する」、「自分は耳が聞こえず目も見えずがんを患っていると言う」、「陣痛が来ていると言う」、「自分は漁師だと言う」などの徴候が、マテリア・メディカに記されています。すべてがまるで夢の中みたいな状態です。また、実際に夜、恐ろしく不穏な夢を見るときにもバレチュームアルバムは使うことができます。プルービングでも、「犬にかまれ、逃れることができない」という夢がありました。

東日本大震災では、被災地に雪が積もり、暖をとるところもありませんでした。地震、津波、放射能、そして雪という四重苦の中で、不安や絶望から、このまま眠るように雪の中で死んでしまおうかと思った人もいたかもしれません。そういうとき、正気を保つためにバレチュームアルバムをとることは、とても大事なことだと思います。

身体的には冷えと下痢が特徴です。冷えは手足のような末端ではなく全身の冷えです。内部の冷えが頭の先からつま先まで駆け抜けて、凍え死ぬような感じです。生のものを食べると悪化します。ジャガイモ、洋ナシ、ソバ粉を食べても悪化します。その場合に下痢が続いたりするなら、バレチュームアルバムをとりましょう。

外見にあらわれるものとしては、目の周りにある青色がかったくま、という特徴があります。

★PTSDサポートのレメディー

Aconite + Arnica + Arsenicum
Acon.（アコナイト／ヨウシュトリカブト）
Arn.（アーニカ／ウサギギク）
Ars.（アーセニカム／三酸化ヒ素）

テーマ：PTSD、心の不安

精　神：
　・死への恐怖
　・不幸に遭遇するのではないかという恐れ
　・驚きやすい
　・現在と未来に対する不安
　・もうどうにもならないので死ぬしかないと思う
　・人生に絶望、人生には価値がないと思う

解　説：
　PTSDのサポートには、アコナイト、アーニカ、アーセニカムという、Aで名前が始まる3つのレメディーを組み合わせて使うといいでしょう。
　東日本大震災の直後、私たちは被災者の方々にこのコンビネーションレメディーをとっていただき、その後の変化を調査しました。その結果、PTSDに関する症状が「改善した」という方が62％、「排出して改善した」という方が25％、計87％の方に改善が見られました（⇒p.145）。具体的には「気持ちが落ち着いた」、「気力が回復した」、「感情を解放できた」、「眠れるようになった」、「体の症状が改善した」という感想が寄せられていました。非常に即効性があるレメディーといえます。ショックな出来事があったときに、すぐにとることで、後に引きずらないでいられるでしょう。
　アコナイトの特徴は、死への恐怖です。不幸に遭遇するのではないかという恐れ、窒息しそうなほどの不安、何に対しても驚きやすく、わずかな物音にも耐えられないというのも特徴です。震えているうちに急に発熱する炎症性の熱

や、紫色の湿疹にもアコナイトです。

　アーニカは、現在と未来に対して非常に不安を抱え、いつも憂いている人に合います。例えば、自分は殴られるのではないかと思い込んでいたりするような人です。被災地のがれきの山を歩いているときに、何かが落ちて来てけがをするのではないかという不安に襲われる場合に使うといいレメディーです。そういう不安を抱えていることが災害を招くこともありますので、あまり先々のことを気にしないようにしなければなりません。また、身体的な疲労や切り傷、打撲にもいいレメディーです。胸を打ったとか、精巣や卵巣を打ったというときに使います。

　アーセニカムは、どうにもならないから死ぬしかないと思う人や、人生に絶望し、人生には価値がないと思う人に合います。福島の農家では、多くの方がそう思ったでしょう。そういうときにアーセニカムをとれば、自殺をくい止めることができます。被災者にはとても大事なレメディーとなります。近親者に悪いことが起こるのではないかと心配したり、死の不安にとらわれたり、とにかく不安をかき立てられるというのもアーセニカムの特徴です。また、アーセニカムの人はその不安が胃腸にきます。ですから嘔吐や下痢をします。

　心の不安に対して、これら3つのレメディーを組み合わせたPTSDサポートは、実に素晴らしいものです。ぜひ使ってみてください。

第3章　災害時に必要なZENメソッド

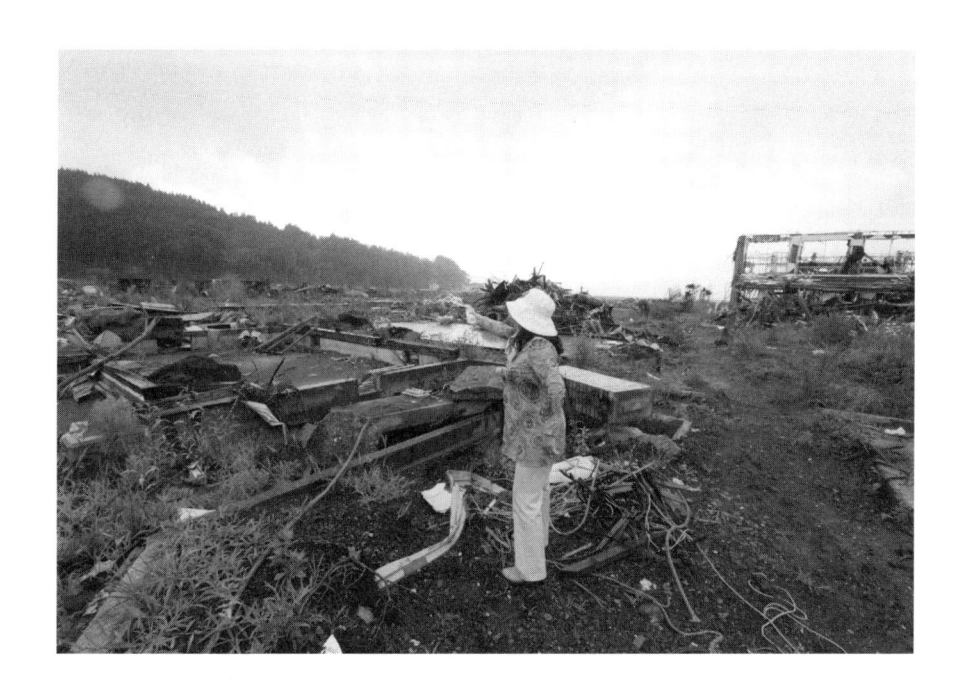

ZENメソッドとは

　人間は魂、心、体の三位一体の存在です。病気も魂、心、体のそれぞれに存在するので、三位一体で治療することが大事です。
■魂の病気：囚われの価値観（遺伝マヤズム＝本能に近い不自然な価値観）、サセプタビリティー（遺伝マヤズムから生じる不自然な価値観）。インナーチャイルドの奥にある価値観を解放する＝魂の救済。魂の救済をホメオパスがしてあげることで魂が喜ぶ。
■心の病気：感情の抑圧。抑圧した感情がインナーチャイルドの正体。インナーチャイルド癒しは、抑圧した感情を解放すること。抑圧した感情を浮上させるためにレメディーは有効。
■体の病気：症状の抑圧。症状を抑圧することでやがて臓器（体）が病気になる。ハーブ（マザーチンクチャー）とティシュソルトレメディーで癒す。

　魂の病気とは不自然な信念、価値観のことで、心の症状である感情の原因となります。否定的感情は自分の思い通りにならないときに生じ、否定的感情自体がストレスですが、感情を出しているときはまだストレスが低いといえます。感情は心の症状でありそれを表現（排出）している間は病気とはなりません。感情を抑圧すると心の病気となり、体の症状の原因となります。肉体症状を抑圧すると体の病気となり、臓器や組織の疾患の原因となります。ですから魂・心・体の三位一体として治療して初めて人は治っていきます。考え方を自然な方向に導き、抑圧した感情を解放し、抑圧した症状を排出する。これができて初めて病気は治癒していきます。このどれが欠けても完全な治療とは言えません。
　ホメオパシーのレメディーは高度に希釈されているので、メンタル体（思考体）やアストラル体（感情体）と共鳴し、抑圧した信念や感情が浮上してきます。急性においては信念や感情の解放をサポートします。ティシュソルトというミネラルのレメディーは、あまり希釈振盪されていないので、エーテル体（感覚体）や肉体と共鳴します。薬草から作られたマザーチンクチャーも同様です。これらを朝、昼、晩に分けて使うのが、私が開発したZENメソッドです。

■朝に抗疥癬マヤズムレメディーである有益ミネラルレメディー：これは、TBR（ボーニングハウゼンのレパートリー）とハーネマンのマテリア・メディカとマヤズムを考慮して決定します。ハーネマンは病気の80％以上は慢性疥癬マヤズムから来ていると言っています。LMポーテンシーで処方します。夜に植物や動物由来の抗疥癬マヤズムレメディーを処方する場合もあります。

■昼にマヤズムレメディー（抗マヤズムレメディー）：これは、問診票とケースティクから考察して決定します。家族の病歴もマヤズムレメディーを選択するのに必要な情報となります。LMポーテンシーで処方します。
昼は魂のホメオパシー的治療となります。

■夜に今出ている症状：TBR、ハーネマンのマテリア・メディカ、マヤズムをかんがみて決定します。今出ている身体症状は心の病気（感情や思いの抑圧）に原因があります。そしてそれは魂の病気（不自然な価値観）に原因があります。今出ている症状に合うレメディーは、抑圧した思いや感情を解放するためのレメディーやその奥にある価値観を解放するためのレメディーとなります。LMポーテンシーで処方します。夜は心や魂のホメオパシー的治療となります。

■随時としてマザーチンクチャーやティシュソルトからつくられた臓器サポート、医原病をトートパシーで処方します。『医術のオルガノン』§279をかんがみて何をサポートすべきかケースティクをしながら最も弱い臓器をサポートします。随時は体のホメオパシー的治療となります。

　ZENメソッドはハーネマンの教えを忠実に守りながら、病理の深い現代の日本人に合うような形にしたものです。体内に大量の水銀が蓄積し、抗生物質をヨーロッパの40倍以上もとっているといわれる日本人は、臓器のレメディーに加え、魂、心、体のレメディーも使っていかなければ、よくなっていきません。ZENメソッドは臓器をサポートし、重金属や薬物の害を排泄していきます。難病を抱えている現代の日本人に必要なものだと思います。
　ホームキットを活用して、ZENメソッドを実践していただきたいと、私は思うのです。

症状の奥にあるものを見つめる

「症状はありがたい」ということは、皆さんすでにご存じだと思います。症状は老廃物が溜まっているから出ます。熱にしろ、咳にしろ、下痢にしろ、発疹にしろ、必要があるから出ているわけです。その症状に対して、一時的に鎮めるレメディーを選ぶだけではなく、なぜ熱が出るのか、なぜ咳が出るのか、とその奥にあるものを見ていくことが大事になります。

例えば、毎年春になると花粉症が出るとか、毎月生理になると胸が張るとか、月経痛がひどいというのは、周期的な症状の繰り返しです。そういった症状に対して、月経痛がするのでマグフォス（Mag-p.／リン酸マグネシウム）をとる。あるいはカモミラをとる。これらは一見、急性病に対処しているように思えます。

しかし、周期的に起こるということは、その時々を見れば急性病のようであっても、実は慢性病なのです。

月経痛の背景には、深い怒りの感情を子宮に落としていることがよくあります。例えば、恋愛をして深い関係になっていた恋人に振られて、「あんな人、二度と許さない」と思っている人がいます。実はそういう出来事があってから月経痛が起こるようになったという人が結構います。その人は怒りを子宮に溜めてしまったわけです。

このような場合、月経痛だからといってマグフォスだけを使っても仕方がありません。怒りのためのレメディーとしてカモミラが必要です。そう言うと、カモミラばかり使う人がいますが、そうではなくて両方が必要なのです。なぜなら、カモミラの怒りの下にマグネシウム不足という問題があるはずだからです。そういう人はおそらく、白いご飯ばかり食べていて、玄米や胚芽米、あるいは全粒粉のようなものは、あまり食べていないのではないでしょうか。その結果、マグネシウム不足という根本体質ができあがります。しかしもっとありそうなことは、マグネシウム不足になる原因が考え方と関係しているということです。

マグネシウムは神経や筋肉に含まれ、筋肉の収縮にかかわります。神経に触

るような痛みが起こるのは、マグネシウム不足が関係していると考えられます。ですから、失恋の苦しさ、悔しさ、それによって月経痛が起きている場合には、怒りのカモミラと痛みのマグフォスを一緒にとるべきなのです。

　私が初めてホームキットを導入したのは2000年ごろでした。講演を行い、ガイドブックも出版して、この症状のときにはこのレメディーですよ、ということを教えていました。ところが、それにより皆さんは限定的な使い方しかしなくなってしまうのです。熱にはベラドーナだからといって、熱に対してそれしか使わない。しかし、アーセニカムの熱もあれば、ラストックスの熱もあるし、アーニカの熱やアコナイトの熱もあるのです。さまざまな熱に対して多種多様なレメディーがあるので、それを上手に使っていただきたいと思うのですが、熱といえばベラドーナという狭い考えになってしまっているのが現状です。特に断続的に熱が上がったり下がったりする時は、ハーネマンの指示としてチャイナとソーファーを交互に、または一緒にとることでこのような周期的な熱はよくなっていきます。

病気の土壌と階層

　発熱はソーファーやカルカーブを使わなければ根本的には治まっていかないということ。本当に大事なのは何かということを、ここで説明したいと思います。

　私たちの病気には、いくつかの階層があります。その土台にはさまざまな病気の土壌であるマヤズムがあります。その上に、周期的に生じる慢性病の要因としての層があります。さらにその上に、今あらわれている急性病の要因としての層があります。これらがまるでピラミッドのように積み重なっているのです。

　これについて、発熱をした場合で考えてみましょう。熱というのは一番上にある急性病の層であらわれている症状です。皆さんはその急性病の層だけを見て、熱にはベラドーナということで、ベラドーナだけをとっていたのではないでしょうか。熱が出たらベラドーナ、また熱が出たらベラドーナ、と。

しかし、その熱は下の層からの後押しがあって表面にあらわれているものなので、上っ面のところばかり対処しても、根本的には治りません。

ハーネマンは「疥癬マヤズムを制覇しなければ、慢性病は治ることがない」と言いました。キットのレメディーを使ってなかなか治癒に導けない理由は、そこにあります。疥癬マヤズムを制覇できないために、症状が繰り返し出て来るのです。

そればかりか、出ている症状をレメディーで取り除いていると、結局は疥癬マヤズムの勢いが増していくことにもなりかねません。疥癬マヤズムを制覇するためには、抗疥癬マヤズムレメディーをとる必要があります。そこで、私は今までのレメディーのとり方を一変しなければならないと思ったのです。

人類は3,500年以上も前のモーゼの時代から疥癬に悩まされ、抑圧してきました。実はこの疥癬は誰もが持っています。誰でも、どこかしら痒いところがあるでしょう。それは人類が疥癬に対して抑圧を繰り返してきたため、すでに疥癬が体の一部になっているということなのです。

病気の土壌では、いくつかのマヤズムや傾向がくっついて存在しています。疥癬マヤズム、淋病マヤズム、梅毒マヤズム、結核傾向、がん傾向、私たちはこの5つを持っています。結核傾向というのは、咳、痰、鼻水、耳だれなどとしてあらわれます。がん傾向は悪性のイボやポリープなどができることであらわれます。ただし、こうした問題も疥癬マヤズムに起因するので、「疥癬マヤズムを制覇するレメディーが必要」なのだと、ハーネマン同様、私も言いたいと思います。

疥癬マヤズムの問題の一つは、それが目覚めることによって、必須ミネラルが消耗していくことにあります。ある人はマグネシウム、ある人はカルシウム、ある人はカリウムと、消耗するミネラルは人により異なりますが、こうして生じるミネラル不足から病気になるのです。熱が出ることの背景にもミネラル不足があります。このように、土壌に疥癬マヤズムがあり、その上にミネラル不足があって、病気になるのです。だから急性病のところだけをレメディーで対処しても治癒に至らないこともあるのです。

ホームキットを活用したZENメソッドの実際

　それでは、熱の場合どのようにレメディーをとればいいか説明しましょう。熱にはベラドーナですが、ベラドーナと相性のいい抗疥癬マヤズムのミネラルのレメディーはカルカーブです。それに加えてもう一つ、例えば抗生物質をたくさんとった場合には、急性病の層の上に「抗生物質病」という医原病の層ができます。これに対しては、ナックスボミカをとりましょう。あるいはソーファーがいいかもしれません。

　この「抗生物質病」については、ハーネマンは言及していません。当時は抗生物質などありませんでしたから当然です。しかし、現代人の多くは「抗生物質病」という医原病にかかっています。それはカンジダかもしれませんし、下痢かもしれません。白内障も「抗生物質病」です。

　それに対して、バイタルフォースは熱や鼻水、湿疹などの症状によって、溜まっている老廃物をきれいにしようと努力しているのです。バイタルフォースは自己治癒力であり、あなたを生かそうとする力、ホメオスタシスです。症状は結果であり、原因ではありません。

　レメディーをとるときは、原因のレメディーと結果のレメディーの両方をとりましょう。原因は疥癬マヤズムとミネラル不足ですから、原因のレメディーとしては、抗疥癬マヤズムレメディーであり、必須ミネラルでもあるカルカーブをとります。結果である症状のレメディーにはベラドーナを、さらに医原病があるならばナックスボミカもしくはソーファーを使えばいいということです。

ミネラル不足という大きな問題

　ミネラル不足は特に現代人にとって大きな問題です。ミネラル不足の一因として食品の問題があります。私たちが普段食べる野菜は、農薬や化学肥料をまいた生命力のない土で栽培されています。生命力のない土からは生命力のない野菜しかできません。生命力のない野菜はミネラルを吸い上げる力が弱く、野菜そのものがミネラル不足になっています。また化学肥料を与えることでしっかりと根を張ることもなくなり、それがミネラルを吸収できない原因になったりします。そういう野菜はいくら食べても体が満たされないため、空腹をおぼえて過食する人がいます。必須ミネラルが足りておらず、それを体が求めているからです。こういう人たちには、豊受自然農の野菜を食べていただきたいと思います。豊受自然農の農場は、土壌菌が豊富で土が生きています。そこで栽培された作物は、土からふんだんにミネラルを吸い上げることができます。おかげで、豊受自然農の野菜には、まるで薬のように人々の健康に役立つ力があるのです。

　反対に、食べてもすぐに吐いてしまう人がいます。それは食べ物の中に体が受け付けない毒物や異物が入っているからです。私もちょっとでも変なものを食べるとすぐに下痢をしてしまいます。排泄にはミネラルが必要ですから、添加物や農薬の多い食材から作られた食事をしているとミネラル不足はさらにひどくなります。現代人はワクチンや薬なども排泄しなければなりませんから、慢性のミネラル不足に陥っていると考えてよいでしょう。

　ミネラル不足の母親が妊娠・出産すると、弱い根本体質の子どもが産まれます。例えばカルシウム不足で出産をした場合、出生体重が3,800gあり、ぶよぶよとして歯がなかなか生えてこないような、いわゆるカルカーブの子どもが産まれてきます。カルカーブの特徴は、しまりがなく、すぐに泣き、鼻水、耳だれ、粘液がたくさん出、疲れやすくて、ちょっと体が冷えて寒けがするとすぐにかぜをひくというものです。

　このように、現代の環境病、食原病、医原病などによるミネラル不足が、根本体質の弱さや排泄力の低さの原因となり、臓器に老廃物が溜まることで病気

になるのが現代人の深刻な病理です。それに対して、植物のレメディーを一つとって終わり、などという考えは捨ててしまいましょう。それでは治癒していきません。

ZENメソッドに基づいてホームキットのレメディーを活用すること。さらに臓器のサポートとしてマザーチンクチャーを合わせてとること。ミネラル不足には必須ミネラルのレディーであるティッシュソルトを使うことをおすすめします。

そして、ホームキットをよりよく活用し、よい人生を送っていただきたいと思います。

虫よけ、虫刺され対策のレメディー

ホームキットのレメディーを活用した、災害時におけるZENメソッドについて、初めに体のケアから紹介していきます。

東日本大震災の後、津波の被害に遭った沿岸部では、がれきの下にあるものが腐敗し、ハエが大量に発生したそうです。亡くなられた方の遺体も腐敗していきますから、自衛隊の方々による遺体の捜索と回収はとても大変だったでしょう。

衛生状態の悪い地域では、ダニの被害もありました。ダニに刺されて体中ぶつぶつになっている自衛隊員もいました。ハチ、アブ、ブヨ、チャドクガなどの被害もあったようです。

虫に刺されて腹が立つときには、まずスタフィサグリアをとってみてください。

続いて、虫刺されに対するZENメソッドを紹介しましょう。

虫に刺されて悪化する傾向に対応するものとしては、アーニカのマザーチンクチャーがとてもいいです。ただし、日本では販売されていませんので、RAH UK校などから取り寄せてください。それに代わるものとしては、カレンデュラのマザーチンクチャーがいいでしょう。

急性症状には、エイピスとスズメバチ、チャドクガのコンビネーションが合

います。エイピスは皮膚が腫れあがり、夜通し眠れないほど痛みがあるときにいいレメディーです。

　慢性症状や虫に刺されやすい傾向に対しては、アンチモニュームクルーダム（Ant-c.／硫化アンチモン）がいいと思います。特に痒みを伴うような場合です。

　虫よけ対策として一番いいのは、般若心経、祝詞、一切成就祓などを唱えることです。これらはレメディーもあります。虫は憎しみやイライラ、怒り、呪い、そういうものに寄ってきます。また、虫は窒素がたくさんあるところにも寄ってきます。ですから、窒素肥料を大量にまいた農場が虫だらけになるのは当たり前なのです。虫が寄ってくる人は窒素のサポートチンクチャーをとられることをおすすめします。体が汚れているから虫が寄ってくるのです。ラカシスも虫の害にいいレメディーです。ある日、豊受で働く社員同士があることで言い合いになりました。腹を立てながら草取りをしていたら、毒虫に首を刺され全身じんましんを起こした人がいました。本人も「プリプリ怒っていたら虫が寄ってきますね。これからは自分の心に気をつけます」とのことでした。

低体温症対策のレメディー

　東日本大震災では、寒さによる低体温で多くの方が亡くなりました。低体温症になると寒さで体が震え、唇は紫色、顔面は蒼白になります。被災地では冷え込みが厳しく、雪も降っていました。その中で、津波でぬれたまま暖をとれずに凍え死んだ人がいたのです。

　宮城県の南三陸町では、海抜15mの場所に老人ホームがありました。津波が来るということで、近くの高台にある学校の生徒たちがお年寄りを背負って運んだそうです。学生たちは偉かったと思います。そのおかげで多くのお年寄りが助かったのですが、中には寒さのため低体温症になり、残念ながら亡くなった方もいたといいます。

　低体温症に対するレメディーは、第1章（⇒p.26）で紹介しましたが、ZENメソッド的には臓器サポートは腎臓もしくは脾臓です。急性症状にはチ

ャイナ。チャイナは全身に凍えるような寒けがして歯をガチガチ鳴らす人や、両手両足がとても冷たい人に合います。慢性症状にはアーセニカムがいいです。特に、顔は温かいのに両手が冷たいようなときにはアーセニカムです。

　防寒グッズも用意しておきましょう。まず暖をとるものが必要です。アルミの防寒シートがあれば、自分の体温で暖をとることができます。風をさえぎり、体温の低下を防ぎます。それから薪ストーブ、なければドラム缶で急造したストーブでもかまいません。東日本大震災ではそれらがとても役立ったそうです。

　そして、日ごろから循環をよくしておくこと。循環がよければ手足が凍傷になりにくく、寒さの中でも生き残れます。毛細血管をきれいにし、血液が毛細血管の隅々にまで行きわたる状態にしておきましょう。それには糖尿病にならないことです。糖尿病になると毛細血管に障害が起こり、血液が行きわたらなくなります。ひどくなれば先端の方が壊疽してしまうこともあります。普段からの健康管理も大切な災害対策なのです。

けが・事故などへの応急対応レメディー

　東日本大震災の直後、茨城県に住む方から連絡をいただきました。その方がいたところは震度6を観測したそうです。建物は倒壊しなかったのですが、屋根瓦が落ちたり、地割れが起きたりして、道路は歩きにくく、転倒して捻挫や骨折をする恐れがあるような状況でした。また、家のガラスが割れていて、切り傷を負って出血する危険もあったそうです。

　ちなみに、阪神大震災でも、家具の転倒や落下によって打撲や骨折をしたり、散乱したガラスの破片によって負傷したりした人が多くいたといいます。

　ガラスの破片が刺さった場合には、カーボベジ、シリカ、ヘパソーファー、ソーファーがいいです。これらのレメディーはすべて異物を外に押し出すものです。その上に冷えがあった場合には、バレチュームアルバムがいいでしょう。

　私の患者で、歩くと足の甲が痛むという男性がいました。35年前にガラス

を踏み抜き、手術をしてガラスを取ったのですが、いまだにそこが痛むと言うのです。夫婦喧嘩をしたときに、夫は「私は昔、僧侶だった」という妄想を口走っていたそうです。バレチュームアルバムには、「自分は侯爵だと言い、自慢する」という症状がありまして、私はこれだと思ったので、その男性にとってもらいました。すると、1.5×1cmくらいの三角形をしたガラスが、足の甲を突き破って出て来たのです。何と35年ぶりです。これには驚きました。レントゲン撮影をしても何もないと言われていたのに、ガラスが残っていたのです。ガラスが出て来たときは出血しましたが、それもバレチュームアルバムをとることで、すぐに止まりました。さすがバレチュームアルバムだと思いました。

　骨折には、アーニカ、カルクフォス（Calc-p.／リン酸カルシウム）、シンファイタム、ルータです。アーニカは鋭い刺痛がある骨折に使います。カルクフォスは骨折後の仮骨の形成を助けます。シンファイタムは骨接ぎのレメディーで、骨と骨をつなげます。ルータは特に手首や足首などによく、骨だけでなく腱や靭帯の問題に使われます。またシンファイタムやルータのような骨に関係するレメディーには、免疫を高める作用も多いのです。

　切り傷、刺し傷には、アーニカ、スタフィサグリア、シリカ、リーダムです。アーニカは落下や衝突などの事故によるけがにいいレメディーです。スタフィサグリアは引っかき傷に合います。シリカはとげが刺さったときに異物を排出します。リーダムは特に刺し傷に使います。

　打撲には、アーニカ、ハイペリカム、ルータがいいです。アーニカは打撲と打撲後の影響による病気に。ハイペリカムは高いところから落ちて尾骨を打ったときや、神経の多い部分の損傷に合います。ルータは殴られたような痛み、あるいは衝突後のような痛みがあるときに使います。

　このように見ていくと、アーニカとルータはけが・事故に対して非常にいいレメディーだといえるでしょう。

眠気に対するレメディー

　被災地からの声として、何かやろうとしても眠気が襲ってくるというものがありました。一日中寝ていることもあるほどだということです。これはストレスによって副腎が疲労しているからかもしれません。また、一気に緊張が解けても眠くなります。
　眠気に対するZENメソッドでは、まず腎臓サポートをとります。恐怖によって腎が弱まると、慢性的に眠くなります。急性症状にはオピュームかナックスモシャータを入れます。オピュームは感覚が低下し、麻痺したようになって、強い眠気が生じたときのレメディーです。不安や恐怖から悪化する傾向にも合います。ナックスモシャータは、日中に意識が朦朧として、打ち勝ちがたい眠気に襲われるときに使います。慢性症状にはフォスフォラスがいいでしょう。嗜眠傾向が強く、朝に目が覚めても十分に眠った気がしなくて、疲れていて不活発。日中に眠気に襲われる人にいいものです。そしてメインのレメディーとして福島の土を使いましょう。

疲労困憊に対するレメディー

　被災地での避難生活や支援活動が長引くと、どうしても疲労が蓄積してきます。ある自衛隊員は、東日本大震災で6カ月間、家に帰ることができず、疲労困憊していたといいます。自衛隊は本当にがんばりました。
　さて、そういうときには膵臓サポートをとりましょう。夜も寝ないで徹夜の作業が続いたりすると、最も悪くなる臓器が膵臓です。
　急性症状のレメディーはシイピアかコキュラスです。シイピアは完全に脱力した状態のときや、食後の倦怠感、体が重くて動かせないときにいいレメディーです。コキュラスは、体が大変疲れていて横たわらなければならず、苦労してやっと立つことができるというほど疲労困憊しているときに使います。それでもコキュラスの人は、他人の体調が気になって仕方がなく、看病したくなっ

てしまいます。

　慢性症状にはカーボベジかフォサック（Ph-ac.／リン酸）のレメディーです。どちらも疲労困憊して衰弱しているときに使います。以前、山登りをしていたときに、山中で犬が一匹倒れていました。息も絶え絶えでハアハアという息づかいをしていました。そこでカーボベジのレメディーを水に溶いて飲ませ、口には粒も含ませました。すると、15秒くらいで目に力が入り、水を飲み始め、息が整い、むくっと起き上がったのです。カーボベジは酸欠状態で動けないときにいいレメディーです。私は飛行機の中でエコノミー症候群になった人をカーボベジのレメディーで救い、航空会社からお礼のペンをもらった経験が2回あります。

不安に対するレメディー

　次に、心のケアについてお話しましょう。
　東日本大震災の被災地に住むCHhomの学生から「恐怖や不安が深く心に刻まれていて、余震や物音におびえている」という話を聞きました。多くの方が同じような不安を抱えていることと思います。不安に対しては、死への不安（⇒p.27）と不幸になることへの不安（⇒p.28）のレメディーを取り上げました。
　ここでは、不安に対するZENメソッドを紹介します。
　不安に最も関係する臓器は腎臓です。腎臓の働きが低下すると不安感が増大します。ですから、腎臓サポートを使いましょう。
　急性症状にはポースティーラです。びくびくとするような不安があり、自分は落ちぶれるとか、死が待ち受けているのではないかと思い込む人、世界の中に独りぼっちでいるように思う人に、とてもいいレメディーです。たとえ独りだったとしても、ポースティーラのレメディーをとることで自分自身に対する信頼感が芽生え、不安を克服できた人がいました。
　慢性症状にはアーセニカムです。死への不安、心の底からの不安、失望して泣きながら、もう死ぬしかないと思うようなときに使ってみてください。

心穏やかにあるためには、インナーチャイルドの癒しが必要です。まずはわき上がる感情を書き出すことからはじめましょう。感情はありがたく、悲しみが出たら悲しんでいるんだということを自分自身に伝えているわけですから、思う存分悲しんで、そして「辛かったね」と自分に言ってあげてください。

PTSDに対するレメディー

　東日本大震災ではPTSDも大きな問題になりましたが、第1章や第2章で紹介したPTSDサポートのレメディー（⇒p.25, 129）が実際に活躍しました。ある人は震災から1週間、眠れない日が続いていたのですが、PTSDサポートのレメディーを使用したところ気持ちがすっきりして、ぐっすりと眠ることができたそうです。そういうアンケートをいただきました。不眠にはポースティーラとコフィアもいいレメディーです。ポースティーラが合うのは、真夜中に考えごとが頭から離れず、落ち着いて眠れない人です。コフィアは心身ともに興奮して目がさえてしまう場合に使います。

　津波を目の前で見た子どもが夜中に突然叫んで目を覚ましてしまうという話も多く聞きました。津波が子どもたちに与えた影響は相当なものだと思います。津波のトラウマで水が怖い場合は、マーキュリアス、ベラドーナ、ストラモニュームを使います。マーキュリアスを使うのは、水が流れていないのに流れが見えるとき、溺死や洪水の夢を見るとき、恐ろしい映像が頭に浮かんで眠れないようなときです。ベラドーナは、津波が来るという不安で落ち着けず、逃げ出したくなるような場合に。ストラモニュームは、光や鏡、水を見ると恐ろしい痙攣を起こすような場合に使います。

　そのほかにPTSDでよくあるのはいら立ちですが、これにはカモミラ、スタフィサグリア、ナックスボミカ、コフィアがいいでしょう。カモミラが合うのは、不機嫌で、不平ばかり言い、何をしてもらっても満足しない人です。スタフィサグリアは、非常に腹を立てやすくて、手に取るものすべてを投げ捨てたくなるときに使います。ナックスボミカは、立腹してけんか腰になる人。コフィアは、音やにおいに敏感で、興奮しやすい傾向の人に合うレメディーです。

地震のトラウマから揺れを怖がる人にはボーラックスです。恐怖で叫び声をあげる人には、ベラドーナ、ストラモニューム、ハイオサイマスなどのナス科のレメディーを使いましょう。

自責の念に対するレメディー

東日本大震災では、風評被害も問題になりました。特に福島県の方々は、原発事故と結び付けられて悪者のレッテルを貼られました。被災地から避難したある子どもは、福島から来たというだけで転校先のクラスメートに拒絶されました。友達ができないばかりか、みんながいる公園で遊ぶのはやめてくださいと言われたり、「原発、原発」といじめられたりしたそうです。このような経験から、自分を責めるようになった福島の方は少なくありません。

自分を責める人のためのZENメソッドとしては、カクタス（Cact.／ヨルザキサボテン）のマザーチンクチャーが一番です。何か悪いことをしたかのような自責の念に、カクタスはとてもいいです。急性症状にはハイオサイマスです。ハイオサイマスは良心がとがめて自分を責める人に合うレメディーです。慢性症状にはフォサックかアーセニカムを使います。フォサックは自分自身に不満があって自分を責める人に、アーセニカムは自分が十分に力を尽くしていないと思い、辛辣に自分を責める人にいいでしょう。

私たちは福島を救っていかなければなりません。福島の人たちは大変な目に遭った人々であり、加害者ではありません。自分を責める必要はないのです。福島の人たちには自分を責めることのないよう、これらのレメディーをどんどんとって自尊心を取り戻していただきたいと思います。

自殺願望に対するレメディー

　東日本大震災後、多くの被災者が自殺しました。特に福島県では、地震の被害、津波の被害、放射能汚染の被害という三重苦を突き付けられて、自殺をする人が相次ぎました。農家の方は、放射能汚染でもう農業ができなくなると絶望したのかもしれません。原発さえなければと書き残して自殺した酪農家の方もいました。老人は足手まといになるから墓に避難すると言って自殺した年配の方もいました。もちろん、周りからあれだけ責め立てられたら、自殺したくなる気持ちもわかります。そんな自殺願望のある人に対するZENメソッドを紹介します。

　まずは福島の4号基近くの土のレメディーをとりましょう。

　急性症状にはイグネシアです。イグネシアによって、思い詰めて徹底的に考え抜くことをやめさせることができます。

　慢性症状にはオーラム（Aur.／金）です。鬱からの深刻な自殺。自分はこの世界に合わないと思い込む。死に憧れ、死について考えると無上の喜びを感じる。自殺をしたくて仕方がない。これがオーラムの特徴です。このレメディーをとらなければ、自殺をくい止めることはできないでしょう。ですから、福島のサポートチンクチャーの中には、オーラムとイグネシア、それからスフィライナム（Syph.／梅毒）が入っています。これ以上、自殺者を出したくないからです。

　スフィライナムは、梅毒マヤズムのノゾーズ（病原体のレメディー）です。物事を破壊し、自分自身を破壊する傾向を、このスフィライナムが止めていきます。イグネシアは一つのこと（ここでは自殺を試みる）を執拗に考えぬく傾向を止めます。

　自殺願望には、これらのレメディーを複合的にとっていくことをおすすめします。

日ごろから災害に備える

　この章では、災害対策のレメディーを紹介してきました。さらに、日ごろからの備えとして、自分で田畑を耕して自給自足できるように、種と土地、水を用意してもらいたいのです。それから薪、暖炉、コンロを用意してください。
　そして心と体を鍛えましょう。少々の毒物なら流していけるような体へと鍛えましょう。心を鍛えることで、どんなときでも希望を持てるようになりましょう。ものの考え方はとても大事です。恐れや不安からは何も発展しません。
　これから、世界では人口削減が行われるかもしれません。それでも命ある限り、最後の最後まで人生を全うしていただきたい。生き残っていただきたい。これからの子どもたちのために、未来の人類のために、私たちにはやるべきことがあります。
　環境を大切にして、自然とともに生きるのです。自然の中には八百万の神々がいます。私たちの教師は自然です。自然の流れに従って生きていれば、人類は未来を誤ることはありません。
　とにかく、何があっても恐れず、大いなるものに対する信仰心を持つことです。それが何より大事なことです。人類に幸あれ！

第4章　質疑応答

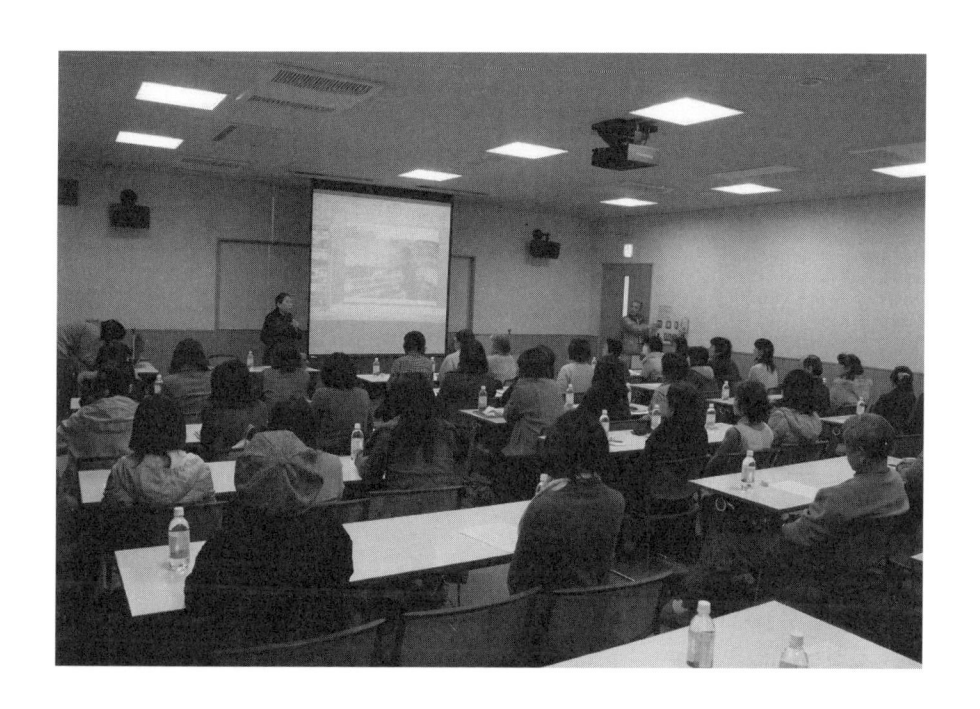

聴講者 東日本大震災では、決断しなければならないことがたくさんありました。でも、今まで経験がないことばかりで、本当に正しい決断だったのかと迷うことも多くありました。一番の問題は、被災地から避難するかどうかということ。そういう迷いのときに、勇気をもらえるレメディーがあれば教えてください。

由井 アナカーディアムというマーキングナッツのレメディーがあります。決断するためのレメディーです。マーキングナッツの種子は2つに割れます。自分の意志が2つに割れているときに、決断ができるようになります。その決断は前頭葉で考えたものではありません。腹の底からわいてくる本当の決断です。これは魂の決断だと思ってください。

　また、もし悪い結果になったとしても、決断した時点ではそれがベストの選択だと思ったわけですから後悔しないように。善かれと思ってやったことは事実なので、あまり自分を責めないでいただきたいと思います。

聴講者 小学3年生の息子のことでお尋ねします。東日本大震災の後、余震が続いている間、息子は震えが止まりませんでした。もう治ったかなと思っていたのですが、先日ちょっと大きな地震があったとき、震えが止まらなくなっていました。何かいいレメディーがあったら教えてください。

由井 トラウマがあると、似たような体験をしたときに、また同じことになるのではないかという心配が出てきます。いわゆるPTSDです。この子はまだそこが癒えていません。子どもはあまりうまく言葉にできませんが、体で表現をします。レメディーを選ぶときにも、体の表現も含めて徴候を見ていかなければなりません。

　ぶるぶる震えているのは、アドレナリンが出ているからです。このような場合、アコナイトとジェルセミューム（Gels.／イエロージャスミン）をとると、目に見える震えは止まっていきます。災害時には冷静、沈着、平常心であることが最も大事なポイントですが、そのためにもこの2つのレメディーは重要です。

　この子の場合、もともと少し怖がりな子どもではないでしょうか。周りのいろいろな影響を受けやすいのだと思います。その部分を根本的に楽にしてあげ

るためには、フォスフォラスがいいでしょう。

　ですから、朝にジェルセミューム、昼にアコナイト、夜にフォスフォラスを、1週間続けてください。

　この子のように恐れの強い子どもには、アコナイトをポケットに入れて持たせておくこと。何かあればそれをとるように指示しておくこと。ヨーロッパでは、そのようにして対処しています。ぜひやってみてください。

聴講者　いろいろなレメディーがありますが、特に「これはぜひ」という災害時のためのレメディーはありますか。また、災害に対する備えとして特に必要なものはありますか。

由　井　東日本大震災で被災地を訪ねたとき、一つわかったことがあります。災害時に役立つレメディーも、持ち歩いていなければ意味がないということです。

　JPHMAでは、被災者の支援をするための電話窓口を設けていました。そこには、被災者から「怖くて口から心臓が飛び出しそうです」というように、いろいろな電話がかかってきました。ところが、そのときに「ホームキットからアコナイトをとってください」とアドバイスをしても、「キットは重たいから持ってきていません」と言うのです。「ホームキットは家にあるのですが、電車が止まっていて戻れません」と言われて、本当に困りました。そうなると、できるのは言葉のレメディーを与えることしかありません。絶望に陥らないように、希望を与えるような言葉をかけてあげるわけです。でも余震があったりすると、また不安と恐怖がよみがえってきます。ですから、常にレメディーを持っていることは、とても大事なことなのです。

　それには、軽くて、使いやすく、必要なレメディーが入っている、携帯用のマイクロキットが便利です。日ごろから、マイクロキットを持ち歩くことをおすすめしたいと思います。

　災害時には多岐にわたる問題が発生しますが、まずは恐怖の感情に対するレメディーがあるといいでしょう。ボーラックスは災害時に携帯したいレメディーです。恐怖のために体調が悪くなって下痢をするときや、揺れることで具合が悪くなる傾向に合うものです。デジタリスは心臓がドキドキして、動悸がお

さまらないときに使います。

　しばらく経つと、今度は無念さがにじみ出てきます。どうして自分たちだけがこのような目に遭うのかという思いです。それにはコロシンスがいいでしょう。コロシンスの人は怒り、憎しみ、悔しさを、表に出すことができないまま、常に持ち続けています。天災に対する「なぜ私が……」という憤慨には行き場がありません。恨むとすれば神様でしょうか。そういう思いを抱いていると、胆のうが悪くなって胆石を作ったりします。腹が立ち、悔しいけれども、言うに言えない。嫁に行った人が、嫁ぎ先で姑さんにいじめられて、ぐっとこらえている。そういうときに使うのがコロシンスです。コロシンスはニガウリから作ったレメディーで苦い思いを抱いている人には、苦いコロシンスが合うのです。大腸や小腸の疝痛にもいいレメディーです。

　大きな災害を経験しても、やがて人は何事もなかったかのように生活を取り戻していきます。普通の暮らしに戻ったからといって、災害に対して何の備えもしないのはよくありません。天災はいつ起こるかわからないものです。過去の経験をいかし、日ごろからできる限りの備えをして、何があっても生き残れるようにしていただきたいと思います。

　それには、農業をして自給自足できるようになること。私たちは土地と種を持ち、作物を育てられるようになるべきです。

　戦後、食料が不足する中で、日本を救ったのはイモとムギです。私の生まれ故郷である愛媛県でも、食料難で多くの方々が亡くなりましたが、瀬戸内海に浮かぶ大三島では、昔からイモを植えていたおかげで、餓死者が出なかったそうです。やはり自分で作物を栽培して収穫できるようにしておくことは、災害に備える上でとても大事なことだと思います。

　そのために、私は日本豊受自然農で農業コースを開講して、皆さんにホメオパシー自然農を教えていきたいと思っています。

聴講者　東日本大震災で津波の被害を受けた知人がいます。その人の周りでは、多くの方が亡くなりました。知人は無事だったのですが、生き残ったことに対する罪悪感で、今とても苦しんでいます。そんな知人に合うレメディーを教えてください。

由井 その人は、自分だけ逃げてしまい、周りの人を助けなかったという罪悪感を持っているのでしょう。自責の念に対するレメディー（⇒p.146）がいくつかありますので、とってもらってください。ほかにはデジタリスもとてもいいレメディーです。これは心臓と関係するので、もともと心臓が悪い人で、何か悪いことをしたのではないかと自分を責める人に合うものです。

　私たちは自己卑下をせずに、自分を大切にしなければなりません。自分を大切にしない人は食べ物も大切にしません。飽食日本。コンビニでは、おにぎりが売れ残ったからといって捨てられています。作っては捨て、作っては捨てる。そうやって食べ物を粗末に扱うから、自分を粗末に扱うのです。

　自分を粗末に扱う人は、野菜の葉っぱを1枚ずつ大事に食べることなどしていないでしょう。一粒のお米にも命が宿っています。その命の重みを感じて、食べ物も、自分自身も、大切にしなければなりません。

　災害で生き残った方には、生きてやるべき仕事があるのです。だから、一生懸命生きていかなければなりません。どのような困難や苦境にあっても、命を与えられたものは、喜びをもってこの人生を生きていかなければならないのです。私たちは知恵をもって、災害の苦境を乗り越えていくことができると思います。

　苦しい人生の中で私が知り得たのは、「神様は乗り越えられない試練を与えない」という真理です。

　私の人生にはいろいろなことがありました。幼いころ、私は母親から叩かれました。今はホメオパシーをやっているから新聞から叩かれています。それでも、自分に乗り越えられない苦難は来ないのだと思って、さまざまな苦難を乗り越えてきました。

　その中でもう一つ、私が持った人生観は「どんなに苦しいときにも、神様は目をかけてくれている」というものです。皆さんも、大いなるものに畏敬の念を持ち、自然に感謝して生きていきましょう。

第5章　レパートリー

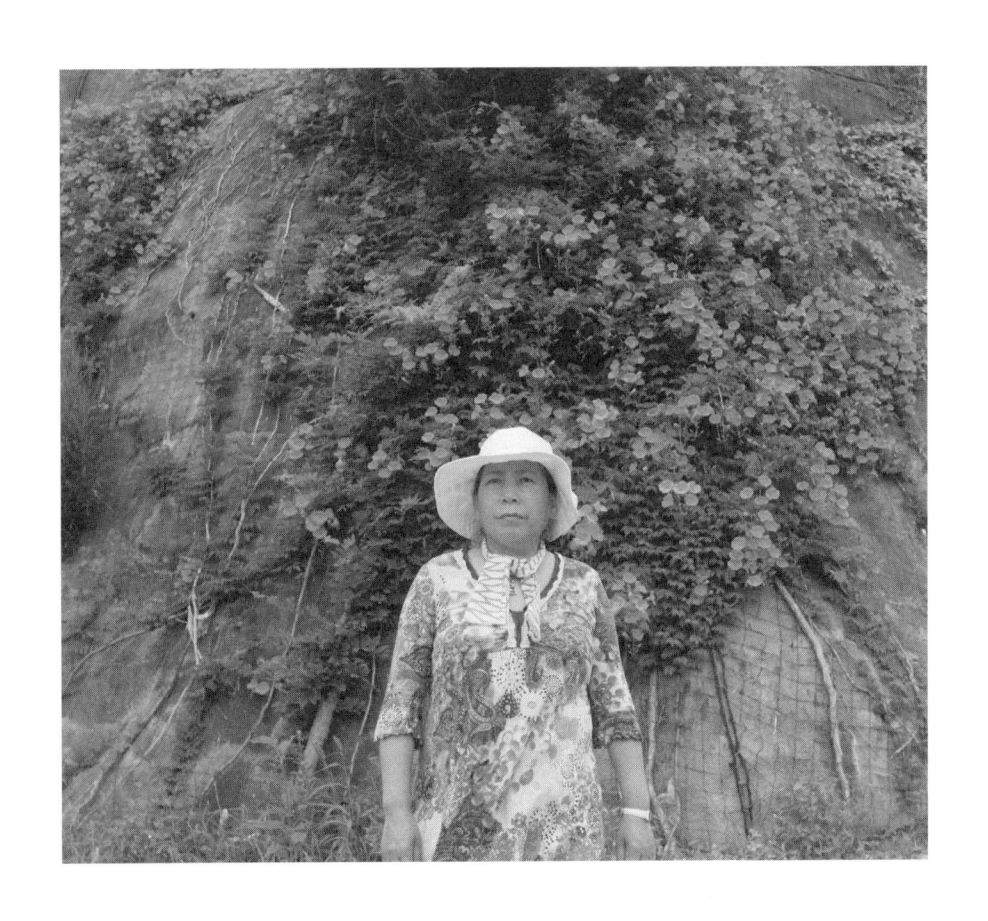

災害時のホメオパシー的対処
*印のレメディーは本ガイドブックに掲載されていないもの。

■からだの問題

事故・けが
★切り傷・刺し傷
Arn.	重度の落下事故や衝突、殴打、挫傷に効力を発揮して助けとなる。内部に、ギザギザ状に傷ついたような痛み、まるで神経が無理に引っ張られたかのよう。
Hyper.	神経に達するような深い切り傷。鋭くうずくような痛み。チクチクする感覚やしびれ。
Sil.	刺さったとげなどの異物を排出。
Staph.	針で引っかき傷をつけたかのような感覚。

★打撲
Arn.	頭を打ったときの脳しんとう。打撲後の影響による病気。
Hyper.	高いところから落ちて、尾骨を強く打った。神経の多い部分の損傷。
Nat-s.*	事故やけがで必ず頭を打つ。頭を打って以来の心身の症状（悲しみ、鬱、自殺願望、記憶の衰え、癲癇、目まい、耳鳴りなど）。
Ruta	突っ張るような、引っ張られるような痛み、殴打や衝突の後のよう。

★捻挫
Arn.	足の親指が捻挫したように痛む。赤みもある。痛風様の痛み。かかとからアキレス腱まで痛む。足を伸ばしたときのみ悪化。
Ars.	手足の寒さと落ち着きのなさから捻挫しやすい。足首と足の甲に捻挫したような痛み。

Caust.	足首に捻挫したような痛み。足首を動かすとパキパキ音をたてる。骨が折れたような捻挫の痛み。右足の足底とアキレス腱に痙攣。
Chin.	股関節、膝、足に捻挫したような痛み。
Cocc.	足首の痛み。
Ign.	捻挫したように足首が痛む。歩行時に悪化。
Led.	左手の３本の指の伸腱に引っ張られるような痛み。
Nux-v.	歩くと痛む。痛みは上に上がっていく。左頸筋が伸びない。
Ruta	突っ張るような、引っ張られるような痛み、殴打や衝突の後のよう。

★骨折

Arn.	前腕内に鈍い刺痛、まるでその部分を骨折したかのような強い痛み。
Calc-p.*	骨折した後で骨化しない場合や仮骨が形成されない場合、仮骨を形成させるために使う。骨折したような痛み。
Carb-v.	尾骨を激しく打ち、引っ張られるように痛む。
Caust.	鼻骨に打ち抜かれるような、ズキズキする痛み。
Ruta	腱や靭帯、骨などの繊維組織、手首や足首の捻挫に。骨の折れたような痛み、骨の圧するような痛み、骨の強く張った感覚。
Sulph.	仙骨部と尾骨に、打ち砕かれたようなつらい痛み。
Symph	骨接ぎ。骨と骨とをつなげるレメディー。結合を促し、痛みを軽くしてくれる。

放射線の内部被ばく

RA Fukushima
　　　　　　　頭重感。頭痛。体全体のだるさ。脱力感。体のしびれ。眠気。集中できない。
　　　　　　　鼻血。目がチカチカする。下痢が続く。花粉症のよう。不眠。急に悲しくなる。一人でいるのが怖い。ここにいるのが不安。どうでもいい。

★倦怠感

Acon.　　　眠気と倦怠感。手足の倦怠と絶え間ない眠気。
Bell.　　　　倦怠感が四肢に出て歩けない。体力がない。
Carb-v.　　全身の焼けるような熱と倦怠感、幻覚を伴う。胸部の衰弱感と疲労困憊。
Cham.　　　眠気と倦怠感。
Chin.　　　　全身の倦怠感。
Merc.　　　全身の疲労と倦怠感。腕の倦怠感。大腿部に倦怠感。殴られて肉を叩き落とされたようにだるい。
Nux-v.　　あらゆる仕事や活動に対して怠惰。すぐに倦怠感が出る。
Sep.　　　　完全に脱力し疲労困憊。倦怠感。体が重く動かせない。横たわらずにはいられない。
Staph.　　緊張。糸が切れたような。精神的な倦怠感。悲しい気持ち。外の事に無関心。とてつもない疲労痛、散々殴られたかのような、打ちのめされたような。
Sulph.　　　病後の倦怠感のよう。

★頭痛

Ars.　　　　高熱とだるさと頭痛、喉が渇かない。悲しく憂鬱でふさぎこみ、頭痛も伴う。

Bell.	激しい頭痛で頭を抑え前かがみになると好転。頭を押すと変形しそう。些細なことでめそめそ泣き、石が載っているような頭痛。
Carb-v.	頭皮が突っ張ってきついような痛み、圧迫痛は目にくることがある。左耳の耳鳴りと目まいを伴う。呼吸がしづらい。
Chin.	刺すような痛み。耳鳴りを伴う頭痛。こめかみにコツコツと叩かれるような痛み。
Nux-v.	片側の頭痛と疲労感、だるさ。
Rhus-t.	頭の内部に鋭い拍動痛。
Sulph.	何かを食べないと頭痛が起こり、体がとてもだるくなる。

★鼻血

Calc.*	ひどい鼻血、多量の瀉血のよう。失神する。
Lach.	鼻血、暗赤色の濃い血液。
Nat-m.*	鼻をかむと多量の鮮血が出てくる。
Phos.*	頻繁に非常に多量の鼻血が出る。鼻の中に多量の凝血。

★下痢

Ars.	水っぽい下痢。肛門に焼けるような痛み。腸が切られるような、ねじれるような痛み。
Coloc.	敏感な激しい便意、緑色がかった黄色の下痢便、長期の下痢で衰弱。
Dig.	ひどい下痢。粘液混じりの下痢。その前には腹痛、圧迫痛かと思えば切られるような痛みがしたりする。
Merc.	多量の血液混じりの下痢、緑色の粘液混じりの下痢、排便時に凍えるような寒けがする。排便に行くときは熱さに襲われる。
Puls.	緑色の下痢便。
Stram.	黒っぽい下痢便。排便前に腸が巻き込むような痛み。

避難生活での体調管理

★低体温

Arn.	両手両足が冷たく全身に悪寒がする。しかし内部は熱い。打ちのめされたような感覚。
Ars.	額は熱く、顔は温かいが両手が冷たい。
Caust.	鳥肌が立つくらいの悪寒。体表がとても冷たい。凍えるよう。
Chin.	悪寒と凍えるような寒け。全身の内部も外部も冷たい。両手両足が冷たい、足を冷水に突っ込んだよう。足が冷え、骨の髄にしみる。手に氷のような冷感。全身に寒け。歯をガチガチ鳴らすまでになる。
Coff.	全身に悪寒が降りていく。両手両足が氷のように冷たい。打ちのめされたような頭痛。
Lach.	みぞおちの冷たさと熱さが交互する、また全身の寒けと火照りも交互する。寒けがし、疲労しきっている。暖炉のそばの床に伸びるように横たわらずにはいられない。
Merc.	全身の悪寒。両手は冷たいが頬は生温かい。
Nat-m.	凍えるような寒けがし、体温不足。
Nux-v.	全身の体温がどんどん低くなる。
Phos.	全身の内部に冷え、体温不足。
Rhus-t.	熱と悪寒。拍動する頭痛。凍えるような寒け。頭は熱く体は冷たい。
Ruta	全身に悪寒。暖炉のそばでも両手両足は冷たい。
Staph.	揺さぶられるような悪寒。両手が冷たい。
Verat.	冷たい汗。全身の冷えと冷感。摂取後まもなく、全身を冷たさが駆け巡る。胴体や額に冷たい汗を伴う場合は特に役立つ。
脾臓のサポート*	冷えが季節の変わり目に悪化。
腎臓のサポート*	冷えが冬に悪化。

第5章　レパートリー

★虫刺され
- Ant-c. 顔と手足の関節に。痒みとともに生じる。
- Apis 皮膚に隆起、ただれたように痛み、接触に敏感。全身に昆虫に刺された感覚、夜通し眠れないほど。刺痛、それから腫れる。
- Berb. 外部から内部へ向かう刺痛。焼けるような刺痛、驚いて飛び上がるほど。
- Cact. 胸部と腹部に厄介な痒み、こすらずにはいられない。
- Kali-i. 下まぶたに真っ赤な斑点。
- Lach. 側胸部と短い肋骨の痒みが臍へ向かう、赤い斑点の痒みが晩や散歩中に増し、寝床ではさらに悪化する。左手の親指と人さし指に痒み。

★壊血病
- Ars. 壊血病。粟粒疹を伴う。
- Chin. 壊血病と腹痛。
- Merc. 全身に斑点。その間には発疹と苔癬とねぶとがある。

◎便秘
- Chin. 便秘。硬い便が直腸に長時間堆積する。
- Cocc. 何日も続く便秘。便意はあるが実際には出ない。
- Graph. 長期の便秘、肝臓部が硬い。
- Op. ほぼ不治の、長引く便秘傾向。
- Sil. 便秘。非常に硬い便。
- Staph. 朝、便が非常に長いこと出ない。大腸の蠕動運動欠如のため。少量の硬い便。肛門に切られるような痛み。
- Sulph. 左脇腹に圧迫痛、悲鳴を上げるほど、同時にガスの停滞による便秘。

★疲労困憊

- **Acon.** 両腕と両足が疲労困憊。全身、特に四肢のひどい震えを伴い歩くことができない。顔が青白く、失神しそう、動悸。
- **Carb-v.** 衰弱。疲労困憊。全身の焼けるような熱と倦怠感。
- **Cocc.** 体が大変疲れていて、苦労してようやく立つことができる。疲れて横たわらなければならない。他人の体調がすぐれないと非常に不安がる。
- **Ph-ac.** 衰弱。疲労困憊。
- **Puls.** 疲労困憊して何分も歩いていられない。
- **Rhus-t.** 戸外を歩行中、下腿部が非常に疲れる。それ以上歩くことができないほどで、重く、疲労困憊。徹夜して疲れきったかのよう。
- **Sep.** 歩行中、大量の発汗と疲労困憊。完全に脱力。体が重く動かせない。

★不眠

- **Arn.** 不安を伴う不眠、真夜中過ぎ、2時、3時ごろまで。
- **Ars.** 不眠で失神するほど。落ち着けなくめそめそ泣く。
- **Cham.** 夜の不眠、不安の発作を伴う。空想上の像が目の前を漂う。
- **Coff.** 不眠。目がさえる。ほとんど眠れない。心身ともに過剰に興奮しているため。
- **Merc.** 不眠、とてつもない落ち着きのなさと不安、そして不快感。日中はたくさん眠り、夜は不眠、午前3時まで眠れず。寝入り前に発汗。まるで睡眠など必要ないかのように思う。持続的な不眠。
- **Nux-v.** 胸部が熱く落ち着けない。そして不安、不眠をもたらす。
- **Op.** 妄想や嫌な映像によって眠れない。
- **Puls.** 全く落ち着いて眠れない。真夜中前、ある考えが頭から離れず眠れない。周りが空虚に感じられる、まるで家の中や世界中にいるのは自分ただ一人のよう。
- **Sulph.** 硬直し目がさえている。夜通し、興奮。

★眠気

Nux-m.	日中の眠気。朦朧としている。打ち勝ち難い睡眠に対する欲求に襲われる。睡眠に対するほとんど抗い難い欲求。眠気から頭が常に左へ傾く。
Op.	眠気。強い傾眠。麻痺したように眠っている。眠く、愚かしく、感覚が麻痺して、悲しく、記憶がなくなっている。
腎臓のサポート*	恐怖によって腎が弱まる。慢性的に眠りたい状態、神経の疲労、頭がすっかり疲れ果ててしまう。はっきりとものを考えることができない。集中力がなくなる。

■心の問題

不安感
★予期不安

Alum.*	不安、晩、まるで不幸が待ち構えているかのような。
Anac.*	不安と、不幸が差し迫っているかのような感覚。
Ars.	長引く予期不安。
Cycl.*	まるで不幸が切迫しているかのような不安。
Dig.	悲しみとともに予期不安。大変意気消沈しており、音楽で悪化する。
Hell.*	落ち着かずびくびくと不安げで、まるで不幸を予感しているかのよう。
Merc.	不安、まるで何らかの罪を犯したか、もしくは不幸が待ち構えているかのようで、気が狂いそうになる。
Verat.	不安、まるで不幸を予期しているような、まるで災いが待ち受けているかのような。

★揺れへの恐怖
- Bor.　　　揺れや落下をひどく怖がる。不安げな悲鳴を聞くと驚愕が全身を貫く。

★水への恐怖
- Merc.　　恐ろしい映像のため眠れない。水が流れていないのに流れているように見える。溺死、洪水の夢。
- Stram.　　光、鏡、水を見ると恐ろしい痙攣。

★死への不安
- Ars.　　　不安と恐怖。幽霊が見える（そこにいないはずの知人が死んで横たわっているのが見え、その人のことを大変怖がる）。
- Carb-v.　死にたくなる。それほどに不幸だと感じる。
- Con.*　　真夜中過ぎ、半ば目が覚めた状態で、死への恐怖にまで高まる非常に不安な考えが浮かぶ。
- Croc.*　　心気症的な悲しさ。あらゆることを悪い方に考え、元気も生気もない。
- Nit-ac.*　自分の病気のことが不安でたまらず、死への恐怖がある。
- Phos.*　　時折不安、晩、死への恐怖のよう。
- Scill.*　　びくびくと不安な気分、死への恐怖。
- Sec.*　　不安と死に対する恐怖。

PTSD

★緊張

Bell.	緊張による圧迫痛。下顎の緊張、耳に向かう。腹、胸部の緊張が深部にまで達し、体を少しも動かせない。
Chin.	神経系全体が病的に高なり刺激されている。不安をかき立てるような緊張。
Ruta	みぞおちに緊張、吐き気がする。

★いら立ち

Cham.	いらいらした気分。不平ばかり言い、不機嫌。何をしてもらっても満足しない。
Ip.	不機嫌。自分は不幸だと思っている。不平に満ち、あらゆることを蔑む。他者に対して、敬意を払ったり価値を認めたりするべきではないと思っている。
Nux-v.	いら立たしさ。怒り、不安、恐怖、義憤、悲嘆を伴う。立腹しけんか腰になる傾向。

★悪夢

Ars.	絶え間なく見る夢。雷雨、激しい火事、黒い水、闇の夢。
Bell.	火事の危険が迫る夢。
Dig.	高所から落ちる夢。水の中へ落ちる夢。
Ign.	夜、水の中に落ちて泣く夢。
Merc.	水不足で干ばつになる夢。洪水の夢。
Rhus-t.	火事の夢。
Sulph.	火事の恐ろしい夢、夜通し。

心のケア

★自責の念

Ars.	一日中、自分に不満で極めて不機嫌。自分は十分に力を尽くしていないと思い、自分を極めて辛辣に責めた。
Cact.*	何か悪いことをしたかのようなやや自責の感覚。
Hyos.*	自分を責め、良心がとがめる。
Magn-arct.*	びくびくとした不安と、意気消沈し、臆病で慰めようのない、自分を責めるような気分。
Ph-ac.*	自分自身に不満、自分を責める。

★鬱、落ち込み

Acon.	不機嫌。何もする気がしない。散歩中も落ち込んでいる。
Ars.	悲しく憂鬱でふさぎこむ。頭痛も伴う。
Chin.	起床時に麻痺したような、精神が落ち込むような感じになり、全身がこわばっている。
Merc.	気分が落ち着かず、不安と落ち込み。心気症的な落ち込み。
Rhus-t.	不機嫌で落ち込み、すぐにも泣きそう。
Ruta	非常に不機嫌。憂鬱な人生と嫌気が差し、悲しいことばかりを考える。
Sulph.	突然悲しくなり、不安、怒りも出てくる。そして落ち込み泣きそうになる。

★自殺願望、自殺衝動

Aur.*	鬱からの非常に深刻な自殺。自分はこの世界に合わないと思い込む。死に憧れ、死について考えると至福の喜びを感じる。自殺するまでに募る大変な不安。

Bell.	泣きたくなるような不安で生活にうんざりしている。入水自殺したい。
Carb-v.	忍耐力がなく腹を立てることから、自暴自棄になって銃で自殺。
Chin.	耐え難いほどのびくびくとする不安で、自殺しようとする。窓やナイフに近づくことができない。
Euphr.	自分の中に引きこもり、無口で、話すのに気乗りがしない。
Hyos.*	絶望し水の中へ飛び込む。
Merc.	理性を失う、死ぬ、と思い込んでいる。いっそのこと死にたい。何もかもが嫌。最も愛着のあったものでさえどうでもいい。
Nux-v.	自殺衝動。高い所から飛び降りたい。不安で自分で命を断ち切りたくなる。
Puls.	心臓のあたりに不安、自殺まで考える、みぞおちには吐き気も感じる。
Sep.	自殺しないまでも消えてなくなりたい。
Stram.	自分は死ぬ、今晩は迎えられまいと思い込む。死ぬのがうれしくて自分の埋葬の準備を整える。非常に悲しく死について考え激しく泣く。

第6章　これからの時代を
　　　　生き残るためのセミナー

「これから起こる災害や危機への対策」
ホメオパシーからの提案
（2014年7月13日講演会より　於：CHhom東京本校）

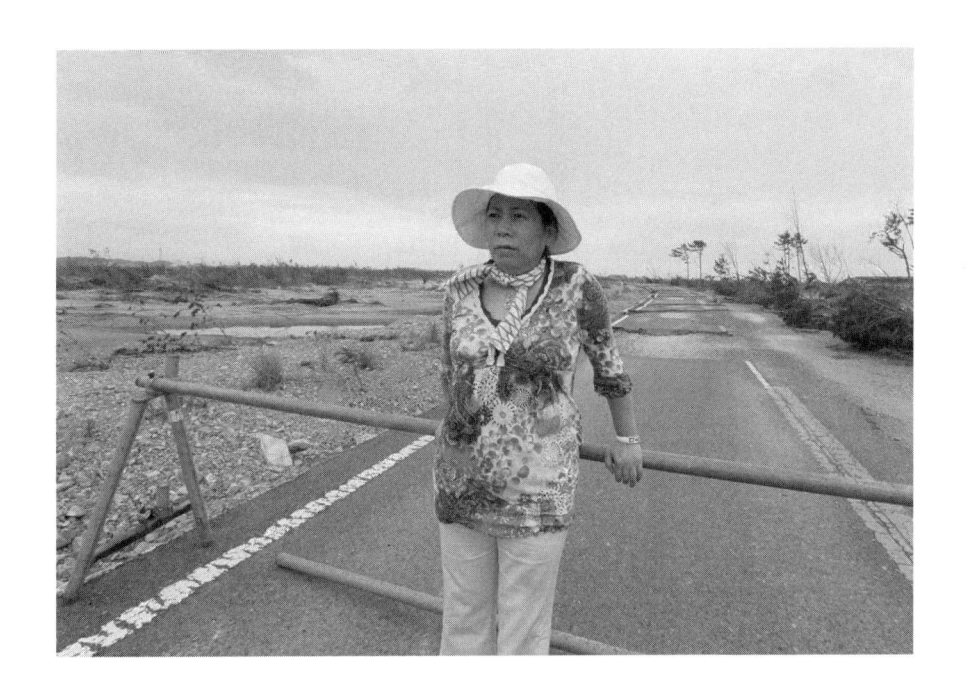

これからの時代を生き残る

　おはようございます。実はこの有事に備えるというテーマに関して私は10年前から着々と準備を進めていました。それは10年以上前から世の中の情勢が大きく変化してきていることをつぶさに見てきたからです。また、イギリスに15年ぐらい住んで報道の仕事をしたため外から日本を見ることができ、日本が危険な状態に陥っていることを知り得たからです。

　私は「闘え」と言いたいのではなく、「備えなさい」と言いたいのです。何かあった時に最後の最後まで命を長らえて生きていこうとする心を養い、希望を持って生きようとする、そのような強い心と体をもっていただきたいと願ってこの講演をするのです。ですから決して私が戦争を煽っているのではないということを頭に入れた上で聞いていただきたいと思います。

　この平和な日本国がいつまで続くかわかりません。平和といっても、戦後実は植民地になっていたのですけれども、それが表立ってあらわれていなかっただけのことです。そのひずみがこれからどんどん出てくると思います。放射能、テロ、人災、災害、戦争。そうした生命に関わる状況に負けない強い心と体、それから備えが必要になります。有事の際に生命の危機を回避し、生き残っていくための知識や知恵、対策についてお話ししたいと思います。

スウェーデンで起こったこと

　まずスウェーデンで起こったことを皆さんにお伝えしたいと思います。スウェーデンは社会民主主義政党が政権を維持しています。社会主義的な福祉政策を行っていて、外から見るとうらやましい国に見えます。欧州でもいち早く難民保護法を取り入れ、難民たちを寛大に受け入れてきました。古くは朝鮮戦争、ベトナム戦争で生まれた難民孤児を受け入れ、2000年に入るとアメリカが軍事介入したイラクから10万人以上の難民を受け入れました。最近では内戦に陥ったシリアから数千人の難民を受け入れています。2010年にはスウェ

ーデン国民の実に２割が移民となってしまいました。イスラム教の人口が増えたスウェーデン第三の都市マルメは、イラク、イラン、レバノンなど中近東からの移民が多く、４人に１人がイスラム教徒という状態になりました。そのイスラム教の移民の失業率は70％。なぜならスウェーデン語が話せないからです。彼らの中にはスウェーデン語を勉強しようとしない人も多いのです。学校も移民の子どもたちでいっぱいですが、スウェーデン語を理解できないために半数以上が卒業できません。卒業できないから仕事も得られず、さらに失業率が上がるという負のスパイラルに陥っています。このような状況の中で、彼らの国に対する不満はどんどん大きくなり、13の都市で暴動が発生、死者も出ました。移民たちはスウェーデン国旗を燃やして奇声を上げたり、焼き討ちや略奪をしたりするようになりました。スウェーデン語を理解できない移民たちは、スウェーデンの文化も理解できません。そのため、古くから伝わる伝承療法や文化が破壊されました。移民が国を支配するようになったら、その国の文化はどんどんなくなっていくということがスウェーデンを見たらわかると思います。

　2013年３月、移民難民政策大臣のトビアス・ビルストルム氏は、「不法移民が多くて困っている。金髪碧眼のスウェーデン人は移民をかくまっていないが、もともと移民の人々が不法移民をかくまっており誘導している」ということを言ってしまったわけです。事実だったのでしょうが、猛烈な非難を受け、謝罪せざるを得なくなりました。左翼党の青年リーダーは「トビアスを打ち殺したい」、「彼が死んでくれたら本当にうれしい」という脅迫まがいのツイートをしています。辞職しろというシュプレヒコールも巻き起こっています。

　スウェーデンの国民が国を大事にしようとするとすぐに国粋主義だ、右翼だと言われる風習ができてしまい、とうとうスウェーデン人は何も言えなくなったという記事が新聞に載っていました。これは日本と同じですね。国旗を振ったり、国歌を歌ったりするとすぐに国粋主義と言われます。どうしてこうなったのでしょうか。国を弱体化させコントロールしやすくするための罪悪感政策として自虐史観の教育が行われたためです。

　しかし、いろいろ考えていくと、決して移民だけが悪いわけではないというところに行きつきます。

戦争が起こる理由

　戦争が起こる理由を私なりに考えてみました。まず劣等感や被害者意識です。この劣等感や被害者意識の中では自分を敬ったり人を敬ったりすることができません。自分を敬えないから人も敬えないのです。ここから脱却しなければ戦争はなくなりません。
　スウェーデンは難民を受け入れましたが、国民が心から受け入れたのかどうかということがとても大事になります。もし同情や憐み、あるいは「困っている人がいたら助けなければならない」という道徳心から受け入れたのであれば、いずれは破たんしてしまうでしょう。なぜなら同情や憐みは相手を見下すことであり、そういう態度で接することで相手の自尊心を傷つけ、劣等感を抱かせることになってしまうからです。傷つけられた自尊心を挽回するために、難民の人々は自分たちを被害者にし、同情した人々を打ち倒そうとし始めるのです。劣等感と被害者意識は相反するもののように思いますが、攻撃する対象が自分に向いているか人に向いているかの違いだけで本質的には同じです。戦いの種となるものです。もし同情や憐み、道徳心からではなく、本当に心から難民を受け入れていたのであれば、このようなことにはなっていなかったと思います。しかし真の人類愛に目覚めた人というのは、なかなかいないのではないかと思います。自分たちの許容量を超えて理想を夢見ても、自分たちの醜さ、未熟さ、愛のなさを思い知らされる結果となってしまうのです。

　次に、生存本能や支配欲です。人間だけでなく、すべての生物は生存本能を有しています。生きることは善、死ぬことは悪という価値観を持っているということです。ですから、食料難、水不足、燃料不足など生命が脅かされる状況では、他人のものを盗ってでも、他人を殺してでも生存しようとするのです。
　三つ目は、憎しみを煽る教育。韓国や中国では日本がやってもいないことをやったとし、日本人への憎しみを煽るような教育がなされています。その弊害と思われる事件が、女子高生コンクリート詰め殺人事件です。全く知りもしない18歳の女子高生を拉致・虐待し、最終的にコンクリートで固めて海に沈め

たという凶悪な事件です。犯人の一人の親は日本共産党員で地区の役員をしており、リンチもその家の2階で行われました。なぜこのような慈悲のかけらもないようなことができるのかと考えたとき、日本人をこんな風に殺しても正当化されるというような、日本人への憎しみを煽るような教育が親や学校によってなされていたからではないかと思いました。もしそうだとしたら、この子たちも被害者と言えるかもしれません。もちろん、韓国や中国で日本への憎しみを植え付けるような教育を受けている子どもたちも被害者と言えるでしょう。憎しみからは憎しみしか生まれません。これは仏陀の言葉です。やられたという気持ちをもっている限り戦争が終わることはないと言っています。憎しみを植え付ける教育からは戦いとさらなる不幸しか生まれないのです。積極的に他国への憎しみを煽る教育を行っている状況からは、戦争の準備をしているということが見えてきます。復讐心などを持たない限り、人を叩き殺そうという気持ちにはならないからです。

　四つ目は思想や宗教の違いです。宗教、イデオロギー、考えの違い。
　戦争の起こる理由はたくさんありますが、すべてにおいて解決法があります。これから一つ一つやっていこうと思います。

　私は20年以上前からこのようなことを考え、2002年から農業をやったり、インナーチャイルドという抑圧した感情を解放し、その奥にある価値観を解放する訓練をしています。怒り、悲しみ、恐れ、自己卑下、罪悪感などを乗り越えていく方法に「インナーチャイルド癒し」があります。戦争を行わないようにするためには一人一人がこのインチャ癒しをしなければなりません。

自衛の大切さ

　ところで、日本の憲法第9条には自衛をしてはならないとは一言も書いてありません。自衛というのはこれからとても大切になってきます。降って来る火の粉は払わなければなりません。当たり前ですよね。降ってくる火の粉を払わなければやけどをしてしまいます。火の粉が降ってきましたら払ってくださ

い。それを暴力だということ自体がおかしな考えだと思います。危機の時に大事なのは、まず自分を守ろうとすること、自衛することです。自分の家族も守っていかなければなりません。日本では自衛というとすぐ戦争をしようとしていると騒ぐ人たちがいます。そういう人々は工作員であることが多いです。そうやって世論を誘導操作しようとしている人々がいるということです。特に女性はユートピア論を持ち出されると弱いのではないでしょうか。お花畑でみんなが仲良く手をつないでいることは理想ですが、もうそれができる段階にないことは世界情勢を見れば明らかです。「軍隊を持たなければ戦争は起きないのよ。あるから使うのでしょ。平和というのは軍隊を持たないことでなしえるのよ」と言う人がいます。本当にそうだとすれば素晴らしいことですが、そんな風にはいかないのです。人類の歴史の中でそういうことがあったのは縄文時代だけです。弥生時代になるともう戦いが生じています。だから備えなければなりません。命が危険にさらされたときは回避しなければならないし、逃げることも必要でしょう。でも逃げることができるのは誰かが守ってくれているからです。誰かがあなたを逃がすために戦っているから逃げられるのです。

　理想を唱えていても、水や食料がなくなれば戦争は起きるでしょう。中国では大気汚染や地下核実験のために、地下水が大変汚染されています。それで中国人がこぞって、日本の忍野八海、箱根、北海道などの水利権を買っているのです。私の故郷の愛媛県はフランスに水利権を買われたそうです。水利権を売るなんて何てばかなんだろうと思います。しかし本当に水がなくなったら力づくで奪いに来ることもあるでしょう。そうなったら防衛しなければならないのです。生きていくのに必要な水、食料、燃料がなくなることで戦争が起こるということはわかりますね。だから自分で作れるものは作っていこうじゃないかというのが私のアイデアなのです。畳6畳ぐらいの畑があれば家族4人が何とか食べていけるのではないかと思います。井戸も掘れば、水と食料は何とかなります。燃料についてはバイオマスを利用することを考えましょう。ブラジルではすでに行われています。何もガソリンだけに頼る必要はありません。

　このように日本人が日本人を救おうとしてがんばると、「あの会社は右翼だよ」と言われたりします。この会社の屋上に日本の旗が立っています。そうすると「この会社は右翼だ」と言われるわけです。もちろん私自身もよく右翼だ

と言われます。私は日本が嫌で海外に行き、イギリスで15年生活することで、日本人や日本の素晴らしさが身にしみてわかりました。それで日本に帰ってきたら日本に貢献しようと思っていましたし、今も同じ気持ちです。だから農業生産法人日本豊受自然農もカレッジオブホリスティックホメオパシー（CHhom）も日本の国のためにがんばろうと思っている会社であります。

　私たちが平和ぼけして何も対策を講じなければ、他国にとって日本を侵略したり乗っ取ったりするのは簡単ですね。それを狙って平和ぼけさせている連中もいるということを頭に入れておかなければなりません。工作員やスパイも愛や平和というきれいな言葉を使うでしょう。その愛と平和、きれいごとに私たちは酔いしれるわけです。日本の隣には中国という火種があります。この火が飛んで来ようとしている今日、お笑い番組を見てへらへら笑っている場合ではないということを皆さんに言いたいのです。自衛をすること、自分を助けることができない人は他の人も助けることができません。肝が据わっていないと人を助けられません。肝を据えるためには自分の中の葛藤を解決する必要があります。自分の中に葛藤がある場合、それは戦争と同じです。内なる戦争をすっきりさせるために自分に問いかけていかなければなりません。なぜ腹が立つの、なぜ悲しいの、なぜ苦しいのと自分に問いかけてごらん。それがインナーチャイルド癒しであります。

迫りくる危機に備える

　1961年から2011年の50年間で日本の農耕面積は25％も減りました。農業従事者は実に82％も減っています。自給率はカロリーベースで45％、普通に考えると27％しかないというのが日本の現状です。食料をアメリカやカナダやオーストラリアに頼っている日本。何かあった時にアメリカもカナダもオーストラリアも日本に食べ物を送ると思いますか。自分の国で目いっぱいなのに日本を救おうと思いますか。世界が戦争状態になった場合、日本はたちまち食糧難に陥ります。

　飢えや餓死ぐらい辛いことはありません。お母さんが子どもをほっぽり出し

て何日も帰らず、子どもが餓死した事件がありました。解剖してみると胃の中に発泡スチロールが入っていたということです。発砲スチロールでも食べたかったわけですよ。飢えで死ぬというのはどれほど苦しいか。だから食料難に備えなければならないのです。人間には実際に危機が訪れて切迫した状況にならない限り行動しないというという悪い癖があります。3.11でよくわかりましたね。天変地異に備えなければならないし、人災や戦争にも備えなければなりません。危機に備える心構えとしてはパニックにならないということです。強い心と平常心を保つ。常に危機感を持ってそれを忘れないこと。そして、天災、人災、有事に遭ったときには、最後まで希望を持って生き残ろうとする努力が必要です。東日本大震災で被害に遭った方々がこのように言いました。「私はなぜ生き残ったのでしょう」「自分だけ生き残って申し訳ない」と多くの方が私に言ってきました。生き残らせてもらったという感謝の気持ちはないのです。そんな余裕もないのでしょう。しかし、生きてやるべきことがあるからこそあなたは生きているのです。だから、生きなければなりません。生きていることをありがたく思い、自分を責めることなく、一生懸命復興のための努力をしていただきたいと思います。被害者意識を抱えて、国があてがった家の中にずっとひきこもっている人もいます。理不尽さや無念さゆえに神を恨む気持ちになってしまった人もいるでしょう。しかし、もし福島以外で起きたらもっと悲惨なことになっていたのではないかと私は思うのです。福島県民にはものすごい忍耐力を持って黙々と困難を乗り越える力があったはずです。他の県では立ち直れない風評被害、放射能被害、地震、津波、この四重苦は福島の県民性である粘り強さがなければ乗り越えられません。

　しかし災害が起こることを恐れてしまっては本末転倒です。江戸末期の禅僧、良寛さんのこういう言葉があります。「災難に逢う時節には、災難に逢うがよく候。死ぬ時節には死ぬがよく候。これはこれ災難をのがるる妙法にて候」。災難に遭ってしまったら嫌だと言えないのだから受け入れていきましょう。人生で起こることを徹底して受け入れていけば、恐怖がなくなって、そうなればもはや災難はあなたに降り注がないんだよということです。世の中は同種療法だということ。言い換えれば、私たちが恐れれば恐れるほどそれは向こうからやってくるということです。備えて恐れないことが大事なのです。

福島から出た人、とどまった人

　放射能を恐れて福島から逃れた方がたくさんいます。ホットスポット地域でもなく、20キロ圏内でもない。60キロ以上離れていても、それでも恐怖が止むことなく、子どもを連れて福島を去り、福岡や北海道などに行った家族を知っています。引越先で何が起こったかというと、子どもたちは原発、原発と言っていじめられました。だから福島から来たと言うことができない。しかし福島なまりでわかってしまう。幸せを求めて移った土地でも幸せは手に入らなかったということです。結局は福島にいた方が幸せだったという話を聞きました。

　ある方は４人の子どもがいたのですが、避難しなさいと言われてもガソリンはなく、また行く当てもないという恐怖や不安にさいなまれていました。日本ホメオパシー医学協会が被災者に配ったレメディーをとるしかなかったということです。このように行く当てもない福島人というのは多くいたのです。この方は、私が震災直後に福島で行った講演会に足を運んでくれました。そして、こんな感想をくれたのです。「多くの人がここを去れと言ったのに由井先生は『どこにも行かずにこの土地で免疫を上げて生きなさい。ここにいて、ここに住め』と言った。この言葉は何カ月か経って本当に正しかったということが解りました。逃げずにいて本当によかった。感謝の念を持って由井先生にお礼をしたい」。

　被災地であらゆる感情を体験し、それを乗り越えるためにレメディーをいっぱいとった方もいます。「由井先生の『今ここに幸せでないと、どこに行っても幸せではないよ』という言葉を胸に抱きしめ、福島にいようと決心しました。福島にいなさいと言ったのは由井先生と県立病院のお医者さんの２人だけだった。それ以外は偉い人でも『こんなところによくいられますね』って脅して帰る。対処法も教えてくれずに脅して帰る。そんな人ばかりだった。本当にホメオパシーのレメディーが私たちを救ってくれました」

スイスの『民間防衛』マニュアル

　放射能、核に備える世界の家庭用核シェルターの普及率。これはスイス、イスラエルが100%、ノルウェー98%、アメリカ82%、ロシア78%、イギリス67%、シンガポール54%、日本0.02%です。スイスには核シェルターを各家庭で1個持たなければならないという法律があります。このことからわかるように日本人には放射能漏れや、核戦争に備えるという感覚が全くありません。または備えさせないように圧力がかかっているのかもしれません。日本にある54基もの原発は核のようなものです。だから本来はスイスのように国をあげて対策をとらなければならないはずです。

　スイスでは『民間防衛』という本が1969年から国民保護省という国民を守る省から出版され、無償で各家庭に配られています。どの家庭にも『民間防衛』があり、読むことが義務づけられています。皆さんは永世中立国のスイスは素晴らしいといいますが、スイスには徴兵制度があり、軍隊も持っているということを頭に入れておいてください。スイスは軍事力を放棄していません。軍力を保っていれば外から襲われないということを知り抜いた国です。自国の独立と平和を守っていられるのは軍力を持っているからです 。スイスの軍力はすごく高いです。スイスは全方位を他国に囲まれており、侵略され続けた歴史があります。ですから、国民の防衛意識を高め、平和と独立が保てるように『民間防衛』という本を読ませるようにしているのです。日本でもこの本が2003年に翻訳出版され、近年よく売れているそうですが、日本の情勢が危うくなってきていることに気づいている人が増えているということでしょう。では、そのスイスの『民間防衛』の内容を見てみましょう（zerosen52c1さんの「解説に挑戦！〜スイス民間防衛に学ぶ〜」より）。

＜DVD民間防衛＞
　今回はスイス政府の民間防衛をひもといてみたいと思います。戦争の形には、直接的な武力型ともう一つ、目に見えない乗っ取り型があります。乗っ取り型で侵攻してくる場合、人々は誰も気づきません。暴力を用いないのでわか

りづらいのです。いくら注意しろといっても、まずはそういった乗っ取り戦争があることを知らなければ侵攻されてしまいます。だから知っておこう、警戒を怠るなという手引書なのです。侵攻してくる敵国のパターン、そしてスイスの対策方法をお話しします。ある国を内部から崩壊させたい場合、まずスパイを侵入させます。スパイはその国の知識人、インテリから少しずつ洗脳していきます。インテリは世間知らずが多いので取り込みやすいからです。ほかにジャーナリスト、作家、教授、学者、芸術家たちも格好の餌食になります。青年たちには彼らの言葉の影響力が強いからです。彼らは正義、平和、平等、福祉の追求、美辞麗句を用いた言論活動を展開していきます。彼らを取り込みながら秘密地下組織を作り上げ、地下組織の中から特に活動的な人間を政治上層部に潜り込ませます。政治上層部へ侵入した工作員は革命の党なるものを結成し、今度は教授などを使って人々への影響力を増していきます。インテリは野心に取り憑かれており、同時に金も与えられるため盲目的に進んで行きます。彼らの唱える新秩序、革命の党の政治体制が樹立された国ではあらゆる形の自由がなくなり、新特権階級が生まれ、世界平和を揺るがします。次に軍事力を放棄させるように仕向けます。戦争の恐怖を絶えず語り、戦争反対、世界平和、人類愛、助け合いを叫び武器を捨てさせるように仕向けていきます。甘い言葉ばかりいう政党に気を付けなければいけません。軍事費を国民のために使おう、年金に使おう、婦人のための育児手当に回そう、もっと休暇を多くとろうなどとテレビ、新聞、雑誌などのメディアを活用して訴えます。教育現場では必要以上に多民族の友好を重んじるように仕向けます。キリスト教を偽った新興宗教も進出してきて、慈愛を語ります。そうやって人々の心を巧みに操っていくのです。次に音楽、芸術、展覧会、スポーツといった文化交流を隠れ蓑に活動していきます。乗っ取り戦争を仕掛ける国は文化を利用し、政治体制の優越性を証明しようとします。自国では自国の優越性を語り、乗っ取り先の国の良い面は報道せずに非難します。自国の優良文化人には多くの金が与えられ、個人的な言動は禁止されます。乗っ取り戦争を仕掛ける国は、科学や産業の面では他国から技術を盗んでおきながら逆に与えるふりをします。旅行者を引っ張り込み妄想ともいえるさまざまな自国の優越性をひけらかし、他国を威嚇し、不安にさせ、乗っ取り先の国を支配下におこうとします。もしくは同調

させるように仕掛け、同盟国にしていきます。乗っ取り先の国の権力は次第に弱っていきます。同調しない国に関しては絶望と空腹の状態にある労働者階級の労働組合に侵入し、ストなどを煽って経済を停滞させ、不景気へと陥れます。経済と戦争は密接に関係しています。乗っ取られる国は産業の原材料の輸出入など経済を敵国から操られ、結果的に労働者解雇へ追い詰められたりします。その上で乗っ取り先の権威を覆し失墜させます。あらゆる手を使い政府要人の中傷を繰り返し、国民から疑惑の目を向けさせ、信頼を失わせます。その国の制度を麻痺させるのです。乗っ取り先の国民は簡単に引っかかってしまいます。同時に軍事力も低下させていきます。その結果、革命の党が政権を握ることになります。軍事力が弱まっているので間髪を入れず国境を威嚇し、攻め始めます。政府は外国勢力の圧力に屈し、陰では同調し、国家安全保障のため軍事体制を解体させてしまうでしょう。そしてついには敵国と軍事同盟まで結んでしまいます。さらに、今度は革命の党の党員にスパイ容疑がかけられます。国民は誰のいうことが正しくて、誰のいうことが間違っているのかわからなくなり、混乱します。工場、設備などに対して破壊活動が行われ、列車を脱線させたり、頻繁に殺人が行われたりするようにもなります。メディアや警察はもはや市民の頼りにはならず、市民は外国からのテロを恐れるあまり乗っ取り側に立ってしまうのです。敵はさらに堂々と工作員を送り込んできます。彼らは社会のあらゆる層に浸透し、驚くべき大胆さで暗躍します。国中に混乱、恐怖、無秩序がはびこり経済は悪化、そこで国外からの政治的圧力が高まれば国民の抵抗精神はどんどん衰えていきます。最終段階になると世論が完全に二極化し、右翼と左翼が互いに裏切りの言葉を投げ合うようになります。敵のなすがままの状態です。と、このようなことが書かれています。スイス政府は回避策として最後にこのように書いています。

「これまでにわれわれは、この上ない悲劇的な場面のことを考えてきた。それは、スイスが占領され、かつ、スイスがその国民自身によって裏切られる場合のことである。このような事態を避けなければならないが、そのためには、最悪の場合を想定しておく必要があるのだ。われわれは、その伝統を顧みないスイス、少しずつ分裂と衰亡に落ち込んでいくスイス、そして、ついには惨めな裏切りと占領に終わるスイスを想定し、それぞれの場面を描いてきた。しか

し、このように外国勢力のいうがままになる政策を取ったとしても、スイスが戦争から逃れることは不可能かもしれない。このような場合は、スイスは新たな外国政力の活動舞台になる恐れがあり、国民は、何の保護も受けることなく外国勢力の攻撃にさらされることになるだろう。すべてから見放されたスイスは、もはや外部の援助を期待することができなくなるだろう。これに反して、もしスイスが一致団結していたら、事態は逆になるに違いない。すなわち、スイスには、このような戦争の第二の形、つまり目に見えない戦争に対して抵抗し得る機会が、十分に残されているし、スイス自らが自国の運命を決定できる機会も残されている。たとえ、敵が長い期間わが領土を占領したとしても、国を愛する者は決して失望せずに、独立の回復のため日々努力すべきである。そうすれば、いつかは、きっと新しいスイスは占領軍に対抗できるようになり、新しくやってきた外国軍隊は、散々な目に遭って撤退するだろう。そして、スイスはその自由と独立を取り戻すことができるのだ」

　今の日本はどうでしょうか。私たちはスイスのこの民間防衛を参考にし、これからの日本はどうあるべきかどう対処すべきかを考えなければなりません。遅くはないのです。緊急事態である今の日本の皆さまへ、わずかでも危機意識を持っていただけたらと思いまして配信させていただきました。がんばれ、日本！　ご視聴ありがとうございました。
＜DVD終了＞

中国の脅威

　今の日本は武力で侵略されているわけではありませんが、乗っ取り型という戦争がすでに起きていて徐々に侵略されているということです。工作員、スパイが山ほどいます。しかし、暴力や武力を使わないのでわからないのです。その中で、国民が国を裏切るようなことになってしまったら国は崩壊します。だから私たちは警戒を怠ることなく備えなければなりません。
　じゃあ本当にそこまでやっていますかという気持ちも皆さんあるでしょう。東南アジアの危機を見ていきましょう。場所はジョンソン南礁です。南シナ海

の南沙諸島（スプラトリー諸島）にある環礁の一つです。ベトナムとかスマトラ、フィリピンの近くですね。ここは岩盤が満潮時は水面下になりますが、引き潮になるとちょっと見える、そういうところでした。もともとジョンソン南礁はベトナムが統治していた場所ですが、1988年3月に中国が攻撃し（スプラトリー諸島海戦）、木造の小屋を建てて領有権を主張しました。中国はさらに、2014年3月にコンクリートでジョンソン南礁を埋め立てました。滑走路を作る建築図も漏れ出ています。ジョンソン南礁をどんどん広げていって、軍事基地をそこに作ろうとしていると思われます。

そして現在、中国は、フィリピンの排他的経済水域内のスプラトリー諸島（南沙諸島）の4つの岩礁、すなわち、「カルデロン礁」「ヒューズ礁」「ガベン礁」「エルダド礁」で、ジョンソン南礁と同様の既成事実化を図ろうと躍起になっています。

一方で、南シナ海のパラセル（中国名・西沙）諸島付近で2014年5月に中国が石油掘削作業を始めたのをきっかけに、現場海域では中国とベトナムの公船や漁船の衝突が相次ぎ、今も緊張が続いています。こういうわけで今、中国とベトナム、中国とフィリピンで戦争が起こりつつある状況です。

2014年6月25日に発行した中国の新しい地図はベトナム東部の海域、いわゆる南シナ海の領土拡張意欲を示した地図になっていました。南シナ海は中国のものだという前提で地図が発行され、国民に対して中国のものを守るために戦うのは当たり前だということを教育をしています。中国の子どもたちには南シナ海は中国のものなのにベトナムはおかしいんじゃないの？　という意識が植え付けられています。

第二次世界大戦終戦後から中国が南沙諸島は私たちのものだと言い張っています。今年（2014年）のアジア安全保障議会で、中国の代表が「南シナ海は2000年以上にわたって中国の支配下にあった」と発言したら会場は爆笑の渦に包まれたそうです。しかし彼としては大真面目なわけです。そう教えられたのですから。

2014年7月1日の日付だったと思いますが、ベトナムの最高指導者グエン・フー・チョン共産党書記長の記事が産経新聞に載っていました。チョン氏は「戦争が起きるのかと問う人がいる。ならば、われわれはあらゆる可能性への

準備をしておかなくてはならない」と言っています。多くの人が戦争が起きるかもしれないという危機感があるから、そういう質問をしてくるわけですよね。それならばあらゆる準備をしておくべきだと。本当にその通りだと思います。一方でチョン氏は「われわれは戦争を望んではいないし、起こらないようにしなくてはならない」とも言っています。これもまた、その通りだと思います。またチョン氏はこのように言っています。「中国の一般国民と、拡張主義の中国指導部とは分けて考えなければならない」。しかし中国では反ベトナム教育がどんどんなされています。中国国民の精神が、ベトナム人が悪いんだから殺しても許されるというものになっていく危険性があるということです。

　中国の侵略計画がロシアのスパイによってスクープされました。中国政府の新聞というのがありまして、この新聞をロシアのスパイが手に入れて今年（2014年）の1月6日にボイス・フロム・ロシアで公表しました。

　侵略計画の1番、すぐにでも併合しなければモンゴルに戦いを挑む。

　2番、2020年から2025年の5年にわたって台湾を中国に統一させる。

　2028年から30年、約2年にわたってベトナムを手に入れる。

　2035年から40年にかけてインド、南チベットを手に入れる。

　2040年から2045年、5年かけて日本の琉球と尖閣を手に入れる。

　最終的に2055年から5年かけてロシアを手に入れる。

　これが中国の計画としてすっぱ抜かれました。

　日本がどうしてこんなに後回しなのかというと、日本人の血税は中国や韓国、朝鮮に流れるようになっているので、このお金をぎりぎりまで日本人に稼いでもらうためだと思います。

　1995年、私がまだイギリスにいたころです。中国の李鵬元首相がオーストラリアのジョン・ハワード元首相との会談中に「日本は20年も経てば消えてなくなる（亡国になる）」と言いました。1995年の20年後とは2015年です。この辺に向かって何かをやろうとしていることがわかると思います。これはイギリスなど海外の新聞には掲載されました。私はこの辺から危険だなと思っていました。だからよくよく考えなければいけないのです。

　中国外務省から流出した『2050年の国家戦略』地図を紹介します。中国の外務官僚から日本の経産官僚にこの地図が渡されたということです。出生率の

低下などにより人口が減少した日本列島の西半分に、中国人を1億人単位で移住させ「東海省」として中国の一部とし、少数民族となった日本人は東半分に強制移住させ「日本自治区」として中国の属国にする計画です。
　以下は2008年にNHKで報道された内容です。
「アメリカ太平洋軍のキーティング司令官は議会上院の公聴会の席で去年中国を訪問した際、中国海軍の高官から太平洋を分割してハワイより東の海域をアメリカが、それより西の海域を中国がそれぞれ管理するという構想を持ちかけられたことを明らかにしました。公聴会の証言の中でキーティング司令官は去年5月に初めて中国を訪問し中国海軍の高官と会談した際、中国は空母の開発を進めているが、将来太平洋を分割してハワイより東の海域をアメリカが、ハワイより西の海域を中国がそれぞれ管理して情報を共有するというのはどうだろうか。そうすればアメリカはハワイの西にまで海軍を配備する労力を省けるはずだと真顔で持ちかけられたと述べました」
　この中国側の提案は、中国とアメリカで世界を二分していこう、支配していこうというものであることは明らかです。キーティング司令官は正当な考えとは思えないと言っています。
　ウイグル自治区やチベット自治区、モンゴル自治区がすごい弾圧を受けていますが、この事実は外に出されていません。中国が検閲しているからです。
　日本の生命線の南シナ海、シーレーン。ここから石油が入ってきているわけです。このシーレーンを守れなければ、石油は裏から遠回りして来ることになり、今の3倍のお金がかかると思います。ですからなんとしてもシーレーンを守らなければならないということになるでしょう。しかし圧倒的な軍力の差や人口差があるのでおそらくベトナムは中国に負けるでしょう。フィリピンも負けるでしょう。そうなったらシーレーンはあっという間になくなってしまい、日本に石油とかプラスチックとか天然ガスとかそういうものが入ってこなくなります。ガソリンもない、ゴム製品もないという状態になっていくでしょう。そうなったらどうするのかということです。このような事態も想定してトヨタは水素自動車を作ったのではないでしょうか。800万円と、なかなか高い値段で売られていますけれど。水素は空気と水から作ることができるので、トヨタはこの水素ステーションを作っていこうとしています。日産なんかは100％電

気自動車を作ったり、バイオマスや太陽光発電による電力供給にも取り組んでいますね。こういうことにはどんどん取り組んでいただきたいと思います。

私たちの日本豊受自然農では作物を乾燥するためにOMソーラーの太陽光と地熱を使う方法を考え実行しています。小麦も大麦も大豆も乾燥させないと腐ってしまいます。そういう作物の乾燥のほとんどを自然エネルギーを使ってまかなっています。この乾燥を電気でやろうと思ったら大変な電力を必要とします。

キューバの復興（農業・医療・教育の復興）

自然と調和した農業を実践している国としてキューバがあります。キューバは1964年当時、化学肥料や農薬をソ連からの輸入に頼っていました。石油は64%をソ連に頼っていました。1984年、突然米ソの冷戦が終結し、社会主義が崩壊したキューバは未曽有の危機に直面したわけです。砂糖のソビエトへの輸出高は半分に減り、ソビエトから輸入できる原油の量は1/5に減ってしまいました。こういう状態で国が崩壊するところをカストロが国をあげて危機に対処していきました。まず対処しなければならなかったのは食糧難です。その時のキューバの自給率は43%。日本よりまだ多いですが、大規模な農業政策を行いました。もちろん、石油も化学肥料もありませんから無農薬・有機肥料での栽培が始まったわけです。農地を確保するため、学校の校庭や公園のすべてを耕すように指令を出しました。遠くの畑から運搬するガソリンがないので都市型農園を作っていったのです。公園という公園はすべて畑になっていきました。また、殺虫剤もありませんでしたので、サツマイモを食べてしまうゾウムシを駆除するために、ゾウムシの天敵であるアリを使いました。バナナから出る甘い汁を作物の近くに置いてアリをおびき寄せたのです。また耕運機の燃料もなかったのでミミズを使って畑を耕してもらうことにしました。今でもキューバには173カ所のミミズ生育センターがあります。農薬をまいたら絶対にできませんよね。こうやって有機農業がはじまって、都市型農業、人民菜園というのを一人一人にやらせるようにしました。全員にやらせたのです。これに

よって多くのコミュニティの団結ができまた。種をお互いに分け合う。危機のときに最も大事な食べ物はサツマイモです。イモづる式にイモがいっぱいできるという素晴らしい作物だと思います。戦後日本も校庭なんかを開拓してサツマイモ、ムギを植えてがんばって凌いだわけです。ありがたいことですね。サツマイモに足を向けて寝られません。キューバではこのようにしてみんなで食料を確保し、自給自足を進めてきました。カストロは素晴らしい首相だと思います。

　キューバの復興のカギはまず一番に農業の復興をさせ、次に医学の復興をさせたことにあります。海外から輸入していた抗生物質や抗ウイルス剤、コルチゾンクリームといった高い薬に代わるものとしてホメオパシーのレメディーを取り入れたのです。そのためホメオパシー専門の国の研究機関を作りました。医療はホメオパシーと現代医学の両方を使って、ホメオパシーでできないところは現代医学でやるというやり方。医療の革命といえます。JPHMAでは去年のコングレスにキューバのフィンレイ研究所のブラチョ博士を招き、キューバの現状を教えていただきました。キューバではレプトスピラ菌を希釈振盪してつくられたノゾーズレメディーを、洪水に見舞われレプトスピラ症を発症する危険性の高い地域の国民全員に与えました。それによってレプトスピラ症で死亡する人がいなくなったという発表がなされました。

　そして教育の復興。アメリカからは、カストロやチェ・ゲバラはろくでもない人間だと言われていましたが、国の教育の復興をし、国の貢献者たちを敬う教育を行いました。この教育に関しては10年以上かかったそうです。こうして国の復興を計ったのです。農業・医学・教育の3つがなければなかなか復興できないと思います。私たちも農業の復興こそが一番にやっていかなければならないものだと思っています。日本の先祖が持っていた知恵をもらいましょうよ。日本の団結力は結と言います。みんなが結ばれて良いことが起こることを糸が吉になる、結と言います。それに対して絆というのは糸によって半分になってしまう。由井家との絆とか山本家の絆とかそういう家族単位の絆はできても、村全体とかそういうものにはなかなかなっていかないと思います。結と絆では言葉の力が全然違います。ですから東日本大震災のときに絆という言葉が使われたことが残念でなりませんでした。結束力の強さというものは自乗で増

えていきます。1人の場合はたった1人力でも2人の場合は4人力、3人の場合は9人力、4人の場合は16人力、5人の場合は25人力になります。自乗の力、これが団結の力だと思います。団結することや結束することを嫌がる人もたくさんいます。個人の自由でしょとか、プライベートがないわよね、とかそういうことをいう人が必ず出てきます。

　うちの会社の社員はみんなが黙々と働いています。その姿を見た人は、由井寅子が軍曹のように命令しているからみんなが文句を言えないんだなととるようです。そうではなくて自発的に無駄口を言わず黙々と働いているのです。私はそういう風にしろと言ったわけではないのだけれど、自然とそういう風になっていったのです。やることが山ほどあるからです。ホメオパシービレッジを作ろうとしているのだから、やることはいくらでもあります。農業、化粧品、教育、全部やっているわけですから。あなたが欲しいものは何ですか？　あなたの理想はなんですか？　私は自分の理想を実現しようと思って会社を作りました。皆さんが私の理想に賛同していただけるならぜひ一緒にやりましょう。

　蛍を見ましょう。たった1匹が光っているうちはさほどではないのにみんなで光ったらすごく明るくなるという映像です。

　私たちの田んぼも今年は蛍が飛び交うようになりまして本当にうれしかったです。ああ、農薬をまかないというのはいいことだなとしみじみと思いましたね。

西洋の個人主義と日本の和の精神

　西洋の心は個人主義、個人の権利や自由を第一として、一人一人が自立することで全体の調和が保てるという考えです。お互いが競争する社会ですので対立が起こりますし、勝ったものが正義となります。だから、手段を選ばず勝とうとします。

　競争社会が起こるのは、個人の権利、個人の自由、個人のプライバシーと、個に主眼を置くためです。それに対し日本人の心は和をもって尊しとするものです。国や組織の全体を思ってその中で個人がお互いを認め合いながら各自が

自分の役割をわきまえ、そして全体に奉仕すべく努力する。それでみんなが幸せになる。自分だけが良ければいいという考えはなく、競争ではなくて、切磋琢磨してみんなで同じ目的に向かってがんばっていこうじゃないかというものです。日本でもプライバシーの侵害であるとか個人の自由であるとか、人権保護法とか美辞麗句を並べて日本人の和が育たないように仕向けている人が多くいます。

　上杉鷹山さんは、大飢饉を見事に乗り越えた米沢藩の藩主です。アメリカのケネディ大統領が「日本の政治家で尊敬するのは上杉鷹山」と言った時に初めて、日本人は上杉鷹山を知ったわけですけれども。海外の人に知られていて日本人が知らないというのはどういうことかと思います。上杉鷹山は、三助というのを藩にしらしめました。三助とは自助、互助、扶助です。まず国民は自らのことを自ら助けるようにしなさい。自衛、自給自足。自助が難しいときは近隣社会が助けなさい。これが互助。互いに助けられないときには藩が助ける。これが扶助です。ケネディは大統領就任演説でこのように言いました。「国があなたに何をしてくれるかではなく、あなたが国のために何ができるか考えてほしい」。国民一人一人が国のために何ができるかを考える。これが自給自足の精神なのです。扶助ばかりを求めてもしょうがないのです。できる限り自分でやるんだよ。

　日本豊受自然農では5泊6日にわたって自然農法について学ぶ「家庭菜園コース」を開催しました。そこで、参加者の皆さんに農業を通じて育んだ団結力を見せていただきました。工場のような壁もないところで、ブッとおならをすることもあるかもしれませんけれど、ごめんなさいよと言いながら、みんなで寝泊まりをしました。最後の5日目にはものすごい団結力がうまれていたのです。自分は床を拭く、自分は苗が終わっていないから苗植えに行く。自分は水をくむ、自分は味噌汁を配る。いつの間にか役割分担ができ上がっていた。素晴らしい。私は教えていないですよ。何も教えていない。それなのに、いつの間にか互助を自主的にやっていたのです。共に寝泊まりをする中で、自分は何をすべきかというのが見えてきたのでしょう。ではそのDVDを見ましょう（DVD省略）。こんな感じで寝食をともにし農業を行いました。参加者の感想を紹介します。

「百姓の生活の一部を体験させていただきました。1日目は雨でしたから腕抜き作ったり、いろいろな食べ物を作ったりしました。みんなで一緒に作ったものはエネルギーも違いますよね。パンもおいしかったし、アームカバー作りも楽しかった。手作りって素晴らしいですね。2日目、土作りが農業では一番大事であることがわかりました。百姓とは百の仕事をこなすことであり、国の宝であるということもわかりました。百姓に対する尊敬の念が強くなりました。日本復興のために百姓がもっと増えなければならないと思います。私も百姓になりたいとつくづく思いました。家庭菜園コースでは自給自足を目指しているので、私もそれを目指したいです。種まきもかなり汗をかいて大変でした。みんなでやることの楽しさが味わえてうれしかったです。お茶作りはとても楽しかった。できたお茶で手亡豆の和菓子を食べた時に何て贅沢かと至福の思いでありました。手作りの良さを心から感じることができました。これは自分の生活を見直し手作りができるまで自分でやっていこうと思いました。4日目、先生方と皆さんとの間にどんどん近づいてきている、共有している感じがありまして、大切なものは決して一人にはならず隣の人と共に分け合う、そしてシェアする、共に喜ぶ、その生活スタイルが本来の日本人の在り方であるということを確信しました。5日目、最終日、今日は全員で早起きして、掃除を済ませ全員で農作業をしました。共同連帯互助というのはこういうことなんですね。本当に良い仲間に出会えました。今後それぞれの活動に影響を与え合うのではないかなと思います。先生たちとも親しくなって、お話しできて本当に楽しかったです。時間があったらお手伝いにもう一回来たいと思います。今後とも分け与えていただければありがたいと思います。みんなでヘチマの種を植え終わった時に歓声が上がりました。充実感に満たされました。とてもうれしかった。あっという間の5日間です。内容が濃くて充実していました。このコースは単なる家庭菜園コースではなく、人間としてどう生きていくかという原点に返り、霊性の向上を目指す素晴らしい内容だったと思います。由井先生をはじめスタッフの皆さま本当にありがとうございました。愛溢れる対応に心より感謝申し上げます」

みんなが苦労して一つの目的に向かっていく。それは素晴らしいことでありまして、仲間意識もひとしおでした。これからの時代を生き残るために何を私たちはしなければいけないのかということです。災害のときに必要なのは第一に水と食料です。電気の必要な冷蔵庫は使えませんので常温で１年保つレトルト食品を用意しておくこと。そして種を持っておくこと。このたび36種の野菜の種（一部ハーブの種）のホームキットの原型を作りました。軽くてポケットにも入れられます。何がなくともレトルト食品と種とレメディーのキットを持って逃げましょう。ティッシュソルトがあったらなおよいです。それらが入った避難用のリュックがあるといいですね。

レトルト食品は無添加でなくてはいけません。被災地で添加物いっぱいのものを食べることによって体調が悪くなった人がたくさんいました。あるコンビニで買った日にちの経ったおにぎりをフライパンで炒めたら、油があがり食べられなかった。防腐剤や保存剤が熱で溶け出したからでしょう。元は石油から作られたものですから。その中でセブンイレブンさんのものは、そんな風にならなかったそうです。ですから無添加で作らなければならないというのがよくわかったのです。容器も180度以上でも溶けないものを使う必要があります。豊受ではそういう安全な容器にアミノ酸やモノソジウムグルタミンや防腐剤などの入っていない安全なものを作っています。まだ開発段階ですが、今年（2014年）中には販売する予定です。

有事のホメオパシー

塩は食卓塩や岩塩でなくてミネラルがしっかりある海塩をとっていっていただきたいと思います。乾燥味噌汁を私たちはこれから作っていきますので10日分ほど準備しておいていただきたい。また腸をきれいにするために「ほめ補酵素」も飲んでいただきたい。ギターの神様、エリック・クラプトンさんもこの「ほめ補酵素」が大好きで飲んでくれています。「これを飲むと元気が出るんだよ。70歳なんだけれどね。全国を行脚してコンサートができる。それはもうこれの力だよ」と言ってくれました。

腸をきれいにしてくれるAlfafaのマザーチンキも使うこと。便秘と下痢が交互に起こるときはAlum., Anac., Ant-c., Arg-n., Ars., Cycl., Iod., Kali-i., Nat-p. これらのレメディーが非常に合います。また避難用リュックの中にはクッキーとか乾燥野菜とか、レトルトとか、ホームキットとか携帯用のラジオや電池を入れておいてください。長靴は、くるくるっと巻いてコンパクトにできる軟らかいものがありますのでぜひ用意していただきたい。そして旗。救助者の目に留まるように、特に目立つ日本国旗を持っていていただきたい。オーストラリアの森で遭難した女性がいました。救助のヘリコプターが来たけれど、木に登って合図を送っても見つけてもらえない。そこで、身に着けていた蛍光ピンクのブラジャーを振ったのです。ピンクのブラジャーが目立ったおかげで無事に救助されたそうです。だから皆さん派手なブラジャーをしましょうよ。それから足腰を鍛える。そういった意味でも農業をしなければいけない。歩けない人は置き去りになるだけです。歩ける者だけが生き残りました。

　東京では東日本大震災のとき、帰宅難民が10万人以上出たのです。私たちの会社がなんで畳にしているかわかります？　寝ることができるようにです。風呂もあるんですよ、実は。万が一帰れなくなったとしても、風呂も寝るところもあるということです。もちろん、食料も用意してあります。

　心構えのレメディーとしては死の恐怖が襲った場合はCroc., Ars., Carb-v.。Carb-v.というのは、死にたくなるほど不幸だと感じるときによいレメディーです。これは福島の人たちのユニバーサルレメディーでした。福島には放射能が口から入るからと息を深くしない人が多くいました。それこそ酸欠状態でCarb-v.になってしまいます。しっかり息ができないとき、死にたくなるほど不幸だと感じたときは、Carb-v.を忘れないように。これは木炭のレメディーです。

　大きな地震がきて、余震もたくさんきて、雪も降りました。がんばろうと思っても追い打ちをかけるように苦しみが来て、ああダメだ、もうダメだというのが何回も続きました。特に福島の方です。そういったときはAlum., Merc., Anac., Cycl., Hell., Varat.。これらは不幸になるのではないかと考えるレメディーたちです。200年前にホメオパシーを発見したハーネマンさんが人体実験をしたのです。これらをとると不幸が起こるのではないかという不安にな

る気持ちが出てきたのです。

　自殺願望のレメディーとしてはAlum.、Carb-v.、Hyos.、Puls.、Merc.。ワクチンにアルミニウム塩が入っているためにワクチンを接種することで、自殺者が増えたり、将来不幸ばかり起こるという妄想を抱いたりしてしまうのではないかと思っています。プラス罪悪感のレメディー、Alum.、Carb-v.、Hyos.、Puls.、Merc.。日本の予防接種、接種率が90％。予防接種によってアルミニウム塩や水銀が体内に十分入っているので、罪悪感が生まれやすいのでしょう。

　ハーネマンさんは生きる哲学として次のことを『慢性病論』という本の中に書いています。「あらゆる受難と運命に耐えられるぐらい、哲学、宗教学、自制心を持ち合わせておらず、人の心の苦しみと怒りの元にいる患者には、レメディーは何の成果もあげられない。慢性病の治療を断念し、患者を運命に任せた方が良い」。そんなことを言ったって、と私は思うわけです。だから私が思う心の教育とはあらゆる受難の運命に耐えられるぐらいインナーチャイルドを癒し、心を癒し、苦難を乗り越えられる哲学をもち、本来の信仰心を取り戻すことなのです。そうすれば苦しみや怒りは静まり、慢性病に対してレメディーが最大の効果を発揮できる。このようにいえると思います。

叩き込まれた罪悪感

　罪悪感政策によって古き良き日本の価値観、道徳心が失われました。天皇の否定、武士道の否定、愛国心の否定。公のために尽くすことへの否定。利他心を排除し利己主義になることへの進め。家族主義・家族国家の否定。日本人が行ったことを否定的にとらえる。朝鮮・中国に悪いことをしたという嘘の罪悪感の植え付け。神道の否定。こういうものを多くの日本共産党や日教組であった人間が教えこんできたのです。こういう教育で育った子どもが自尊心を持てないのは当然です。GHQが、まず神道をやめさせろ、とそこから始まりました。日本国民でない、反日思想を持った教師を徹底的に作り上げ、反日教育を日本人にもやっていったのです。教科書の支配、戦略。日本を象徴する富士山

や桜や日の丸や国歌を教育の現場に持ち込んではいけないとされてきた。先祖を敬い、自国に誇りを持つことを徹底して否定されてきた。それで70年経ったということです。韓国の反日教育の原点がイスイマンです。李王朝の末裔で、日本を嫌ってアメリカに逃げていたのを、GHQが呼び寄せて韓国の大統領にしました。そして反日教育を始めていったわけです。日本は軍隊を持ってはならないという取り決めをGHQから押し付けられている間に、イスイマンは竹島に乗り込み3929名の日本の漁師を捕虜とし、そのうちの44名を殺害しました。その後も反日教育が行われた結果として、東日本大震災のときに、2万人の犠牲を出した日本に向かって「日本人死んでください」「やっと天罰が起きたか」というメッセージを世界に発した韓国人の存在があるのです。こうした反日教育は、すなわち日本と戦争をしていくという意識があることを意味しています。それなのに強い罪悪感を抱いている日本人を見ていると非常に残念に思います。

　ホメオパシーのレメディーもフラワーエッセンスも、心に作用し、効果がありますので、ぜひとられてみてください。罪悪感、自己否定感、自殺したいという気持ちになるのは自分を愛せないからです。自分を愛せないと人も愛せない。また自分を愛せないと国も社会もすべてを愛せないことになるでしょう。だからどうすればうまくできない自分、ダメだと思うこの自分を等身大で愛することができるようになるかを一人一人考えていただきたいと思います。

　震災後、仮設住宅に引きこもる人が多い中、宮城県女川町のかまぼこ製造会社が見事に復興しました。半年後に新工場をオープンし、地域の人を70名も雇用しました。バスツアーを企画してかまぼこを販売するという事業もやりました。売れ行きは震災前の2倍になったそうです。こういう会社もあるということも頭に入れておいてください。ごねればお金が出るとか、かわいそうな県などと言われたくないと思うのであれば、やはりそこの県民が立ち上がっていかなければいけません。例えば農業を助けに行く海外協力隊の方々も自分たちが全部作るのではなくて、どうやって耕作をするのか、どうやって井戸を掘るのか、どうやって収穫するのかを教えなければいけないのです。そうしないとなんでも他国に依存して、自分たちだけでは何もできなくなってしまうからです。だから支援というのは考えなければならない。被災地支援も同じで、工場

を作るための支援の資金ならいいのですが、何から何まで国が保護してくれる、そういう県になっては良くないと思います。被害者意識からは何も生み出せないからです。そこから抜け出すためにはどうすればいいか。それには自尊心が必要になってくるわけです。

小さいころからアトピーで薬害に悩み、主訴は脱毛症のある患者の言葉を以下に紹介します。

「私は共産党員の家庭に育ち、日本、日の丸、愛国心、これらを徹底して否定する教育を受けてきました。だから、私はなんで日本人に生まれてしまったんだ、恥ずかしいと思って生きてきました。それが真実の歴史を教える由井先生の講演や映画上映などにより、日本人が誇り高い民族であったことや戦争が起きた真の理由、アジアの国々に感謝され尊敬されていることを初めて知りました。日本人であることの羞恥心がなくなっていったら日本人は素晴らしいじゃないか、日本に生まれた私も素晴らしいじゃないか、私って価値があるじゃないか、私って愛されていい人間だと思えるようになったのです。すると、自己治癒力が上がったのでしょう。脱毛症が止まってアトピーもすごくよくなり、肌もすごくきれいになりました。自己不信が日本国民全体への不信へと直結していたということがよくわかったのです」

私たちが目指すもの

私たちCHhomではインナーチャイルドセラピスト養成コースを設けています。そのコースでは泣いたり怒ったり、笑ったり、お互いに触れ合ったり、インナーチャイルド癒しのためにそういうことをやっています。

東京校に通っている60数名の学生を、授業で一人ずつ抱きしめていきました。抱きしめられると、誰もが泣いていました。みんな愛されたくて、みんな抱きしめてもらいたくて、みんな愛をもらいたいわけです。だけど自分自身を愛する自尊心はすっかり忘れてしまっているのです。自分に愛を向けることが最も大事だと思います。そういう感覚を手に入れてもらうために、私がみんなの背中をなで、頭を抱き、体を揺すってあげたのです。愛されることの喜びは

また、自分自身を愛することの喜びでもあると思います。それにはまず自分のいいところを見つけなければいけません。あなたにも必ずいいところがあるはずです。あの時アリをよけて歩いたよね。あの時、乳母車をホームまで持って上がったよね。あの時、雨の中で傘もささずに信号待ちでぬれている子に、そっと傘をかたむけたよね。あなたはとてもやさしい心をもっているんだ。そのやさしさを知っているのは自分自身なのです。
　そして自給自足。自分のことは自分で守る。百姓というのは百の仕事ができる人間という意味です。百姓は国の宝であると神武天皇や仁徳天皇がおっしゃいました。何でも自分でできるようにしていきましょう。自分で作ったものは本当においしいです。命を注いで作っているからおいしいのです。大いなるものに感服し、感応する。自然農を行うことで生き物を大事にできると思います。自分は自然の一部であるという謙虚さを持ったときに初めて自分も人も生き物も虫も花も大事にできるようになっていくはずです。人間は自然の一部であり、自然がなかったら生きることができないのです。豊受自然農がやろうとしているエコビレッジ構想は、まず農業から始まります。そしてそこに医療、病院を作ります。そして教育。本当の教育、命の尊さの教育。罪悪感を開放する心の癒しを行います。日本型の住居、息をする住居を作り、麻やチョマでできた自然な服を着る。牛が喜んで私たちに糞とか牛乳を提供できるような酪農もやります。自然型エネルギーも使っていく。憲法の本当の意味、本当の歴史を教える。海外の反日教育に対抗するような憎しみの歴史を教えるわけではありません。光り輝くような先祖の方々がいてくれたおかげでこの日本国は成り立っているということを教えたいと思います。信仰心を持てるような教育。自分以外の何かが自分を生かそうとしてくれている。だから故にあなたが寝ているときも息をさせてくれ、心臓を打たせてくれているのです。これは誰がしてくれているのかということ。大いなるもの、別な言葉でいえば神というものがいて、あなたを生かそうとしてくれている。このような信仰心を持つことが大事なのであり、宗教を通して信仰心を持つ必要はないのです。これが私の考えるホメオパシーエコビレッジであります。その実現のために農業を一生懸命やっています。さあ自給自足で安心、安全な食を作っていきましょう。国も医師も専門家も自分を守ってくれるわけではありません。一人一人が自分と家族の

ことは自分で守る覚悟でいましょう。毎日食べている食事の大元となる野菜は自分で作れます。家庭菜園で安全な食を作って自家採取の種を摂り続けていきましょう。ホメオパシーが、作物も土地も環境も人間もその者らしくしていきます。由井寅子の楽に生きるための哲学、まとめ。

　被害者にはならない。
　乗り越えられないものは来ない。
　原因と結果、解決法は自分の中に必ずある。
　今あるものに感謝し、今が幸せ。
　何はなくても命があることはありがたい。
　自分を愛し許します。
　信仰心を持って目に見えないものに助けられている感覚。そのために農地に出たり森に行ったり海に行ったりするのです。
　皆で結束力を高め助け合いましょう。
　いかなるときにも希望を忘れない。
　自給自足をしましょう。

　皆さん長い間ありがとうございました。最後に震災の模様をもう一度。4年経ってもう忘れたというわけにはいきませんので、明日は私たちはがこのような状況に陥るかもしれないということ。ではDVDお願いします。
＜DVD東北災害支援活動省略＞

　2時間と40分ぐらい経ちました。ちょっと長くなりました。皆さんご清聴どうもありがとうございました。それといかなることがあっても絶望しないでください。私たちは共にいる、同士同胞です。共に助け合って生きていきましょう。いかなる時も希望を持って生きていきましょう。長時間座ったままで我慢してくれた皆さんのお尻に感謝して、ありがとうございました。

著者紹介

由井寅子（ゆいとらこ）

1953年生まれ。プラクティカルホメオパシー大学大学院（英国）卒、Hon. Dr. Hom / Ph. D. Hom（ホメオパシー名誉博士・ホメオパシー博士）。日本ホメオパシー医学協会（JPHMA）会長、カレッジ・オブ・ホリスティック・ホメオパシー（CHhom）学長。ホメオパシー学術誌『The Homoeopathic Heritage International』B. Jain Publishing House の国際アドバイザー。そのホメオパシーの実践とハーネマン研究は世界的に評価され、21世紀のホメオパシーをけん引する指導的なホメオパスとして期待されている。著書、論文、訳書多数。

参考図書

由井寅子の生き方シリーズ③
『インナーチャイルドが叫んでる！
　　　　　——愛されず傷ついた内なる子どもをホメオパシーで癒す』
由井寅子著　１５００円（税別）

由井寅子のホメオパシー的生き方シリーズ第三弾。どうして怒ってしまうの？　どうして自己卑下してしまうの？　それは私たちの中に子どものときに愛されず傷ついた子ども（インナーチャイルド）がいるためです。私たちの中にいるインナーチャイルド・アダルトチルドレンを癒すことなくして、本当の人生は生きられません。多くの方から絶賛された、著者による「インナーチャイルドセミナー」をベースに、著者が全面改訂、大幅加筆、よりパワフルな内容になっています。

由井寅子の生き方シリーズ⑦
『ホメオパシー的信仰——目覚めよ、日本人！』
由井寅子著　１３００円（税別）

ホメオパシーが宗教だと誤解されることを案じ、これまで書くのを控えてきた著者が、未曾有の大災害を受けて執筆を決意。「命の本質」と「生きることの意味」を明らかにする。信仰心とは、大いなる存在に生かされていることに対する感謝の念。大いなるものを敬い、畏怖する心。「命」を見つめ、失われた信仰心、愛国心、日本人としての誇りを取り戻せば、この苦難をきっと乗り越えられる！　揺るぎない信念がみなぎる、すべての日本人に読んでいただきたい一冊。

由井寅子の生き方シリーズ⑨
『インナーチャイルドが待っている！
　　　──価値観に閉じ込められた内なる子どもを解放する奥義』
由井寅子著　１６００円（税別）
感情の奥に潜む価値観に閉じ込められたインナーチャイルドを解放することが、癒しの極意であるとしたシリーズ第二弾。前作『インナーチャイルドが叫んでる！』の発売後、数多く寄せられた「インチャ癒しの方法が知りたい」という読者の声に応えて執筆された待望の書。

由井寅子の生き方シリーズ⑩
『インナーチャイルドが願ってる！
　　　──感情の抑圧の諸層から導かれるインナーチャイルド癒しのすべて』
由井寅子著　１５００円（税別）
インチャ癒しの最新刊。由井寅子先生が独自に体系化した、インナーチャイルド形成のメカニズムと、それに伴う感情の変遷、インナーチャイルド癒しの方法などが解説されています。「感情（症状）は価値観（病原体）感染のメッセージであり排出である」とする視点も話題に。

『インナーチャイルド癒しの実践ＤＶＤ
　　　──原理から症例までインナーチャイルド癒し講演の決定版！』
由井寅子著　１３００円（税別）
多くの人が涙した、感動のインナーチャイルド講演を収録。感情（インチャ）の変遷や癒しの手順について、実際のケースをもとに解説したインナーチャイルド癒しの実践ＤＶＤ。原理から症例までを網羅した、永久保存版。付録にインナーチャイルド養成コースの紹介映像も収録。

『インナーチャイルド癒しの実践ＤＶＤ２
　　　──インチャセラピストアドバンスドコース公開講座』
由井寅子著　１３００円（税別）
インナーチャイルドの正体は抑圧された感情であることを看破したとらこ先生、「どんな感情もありがたい！」と言い切る。インチャ癒しの極意は、①感情の解放と②価値観の解放にあり。正直な自分の思いを解放し、その思いを受け止め、その奥にある「愛してほしい」という願いをかなえてあげない限り根本的な解決はない。インチャＤＶＤ第二弾は、自分自身を癒すための実践的なヒントが満載です。

『いのちをつくる日本豊受自然農
　　　　——無農薬、無化学肥料、自家採種が日本を救う』
ホメオパシー出版編　７６２円（税別）
日本豊受自然農代表を務めるとらこ先生の思いの丈を綴ったエッセイ、「無農薬・無肥料・種」にこだわる豊受自然農法（ハーブやミネラルを使ったオリジナル農法）、メンバー紹介、野菜やハーブの栽培方法、アイテムリストなど、日本豊受自然農のすべてがつまった一冊です。B5判、104ページ（オールカラー）

『ホメオパシーの手引き⑬放射能』
ラビ・ロイ＆カローラ・ラーゲ・ロイ著　１１００円（税別）
チェルノブイリ原発事故以来、ホメオパシーで何千もの治癒症例をもつ著者による、放射線が与えるダメージについて、低線量放射能の危険性、放射線の害に対するホメオパシー的予防などをまとめた実用書。放射能被ばくに対応する放射線レメディーとその使用法を解説するほか、放射能を克服するための魂と意識のエクササイズ、X線検査の是非など、見逃せない内容がたっぷり。コンパクトながら実践的な内容が凝縮されています。放射能への過度の恐れをいましめ、自然に負担をかけない生活を提言する、今回の震災に寄せたとらこ先生の言葉も心を打ちます。

『症状はありがたい！——原理から症例まで、ホメオパシー入門講演の決定版！』
由井寅子著　１３００円（税別）
寅子先生による、ホメオパシー初心者のための講演会ＤＶＤです。ホメオパシーの最先端を行く寅子先生のさまざまなケース紹介からはじまり、ホメオパシーの原理などを豊富な図解とともにわかりやすく説明。ホメオパシーの基礎があっという間に理解できます。

『人はなぜ病気になるのか？
　　　　——病因から症例まで、ホメオパシー入門講演の第二弾！』由井寅子著
由井寅子著　１３００円（税別）
寅子先生の壮絶な人生物語と潰瘍性大腸炎の因果関係の説明からはじまり、体の病気、心の病気、魂の病気とその原因について、豊富な図解と心を打つ症例とともに説明しており、人が病気になる原因とその解決方法があっという間に理解できます。

由井寅子のホメオパシーガイドブック⑦
ホメオパシー的災害対策
——災害を乗り越える36レメディー

2014年11月1日　初版第一刷発行

著者　由井寅子
装幀　中村吉則
発行所　ホメオパシー出版(株)
〒154-0001 東京都世田谷区玉川台2-2-3
TEL 03-5797-3161　FAX 03-5797-3162
URL http://homoeopathy-books.co.jp/
E-mail info@homoeopathy-books.co.jp

©2014 Homoeopathic Publishing Co.,Ltd.
Printed in Japan.
ISBN978-4-86347-087-3 C2077

落丁・乱丁本はお取替えいたします。
この本の無断複写・無断転用を禁止します。
※ホメオパシー出版(株)で出版している書籍はすべて、
　公的機関によって著作権が保護されています。